I0787224

DISCLAIMER

Il contenuto di questo libro, inclusi i suggerimenti ed i consigli sono di carattere informativo e generico, pertanto devono essere usate solamente a scopo didattico e non per diagnosi su sé stessi o su terzi, non a scopo terapeutico e non per automedicazione.

Prima di seguire qualunque pratica medica o anche nutrizionale è necessario consultare un medico esperto.

I consigli, i suggerimenti e le informazioni contenuti in questo libro non intendono e non devono sostituirsi al rapporto diretto medico-paziente o alla visita specialistica.

L'Autore e l'Editore di questo libro non si assumono responsabilità in nessun modo di qualunque danno, di qualsiasi natura e gravità, diretto e indiretto, causati dall'uso e dal cattivo uso delle informazioni qui contenute.

COME CURARE LA PRESSIONE ALTA: i segreti, gli errori e i retroscena scottanti sull'ipertensione che nessuno ti ha mai detto

www.ipertensioneok.com

ISBN 9798678417930

Questo libro è dedicato ai migliori al mondo: i nostri bambini.

Per me in particolare a Riccardo, Bruno, Chiara, Sofia, Teresa, Alessia, Nicole, Manuel, Stella, Leo, Sofia S, Vicenzo, Piero, Enrico, Maddalena, Giacomo, Marco Augusto, Francesco, Gabriele, Daniele, Sofia P., Edoardo, Chiara e Sofia F.

Sommario

PREMESSA

L'ipertensione è uno dei problemi più diffusi al mondo: circa il 33% della popolazione italiana ne è affetto. Recenti studi, condotti dai più autorevoli ricercatori nel campo della medicina preventiva, hanno dimostrato la validità di una delle statistiche più raccapriccianti mai rilevate nella storia contemporanea: i farmaci prescritti dai medici di tutto il mondo, e che gli ipertesi assumono ogni giorno della loro vita, abbassano i valori della pressione arteriosa, ma sono correlati con un aumentato rischio di ictus.

Queste ricerche scientifiche sono in procinto di rivoluzionare letteralmente la vita di milioni di persone che soffrono di ipertensione e che ancora oggi stanno assumendo farmaci che statisticamente mostrano la possibilità di un aumento di episodi di ictus.

Uno studio scientifico[1] pubblicato dalla prestigiosa rivista medica Stroke ha dimostrato che l'utilizzo di farmaci antipertensivi, sebbene sia efficace nell'abbassare i valori della pressione arteriosa sotto i 140/90, **può aumentare il rischio di avere un ictus addirittura del 248%** rispetto a una persona non ipertesa.

Dunque le persone ipertese con il trattamento farmacologico riescono a

---

1- Stroke. 2015 Jun;46(6):1595-600. doi: 10.1161/STROKEAHA.115.009128. Epub 2015 May

tornare a valori pressori normali, ma il rischio di ictus non torna ai valori normali come quello che avrebbe una persona non ipertesa, con gli stessi valori pressori.

Dobbiamo curare l'ipertesione, per ridurre i valori pressori o per ridurre la percentuale di rischio di ictus e infarto?

Dallo studio risulta che se un iperteso assume 3 farmaci per avere una pressione normale, questo gli comporta una maggiore esposizione ad avere un ictus.

In questo caso si ha circa il 248% di probabilità in più di avere un ictus rispetto ad una persona sana.

Sempre dallo studio del Prof Howard risulta che una persona che non assume farmaci antipertensivi ma che ha valori pressori compresi tra 140-159 mmhg è esposta ad un rischio di avere l'ictus di circa il 219% in più, sempre rispetto ad una persona sana.

Paradossalmente si ha un maggiore rischio di ictus (248% contro 219%) quando si prendono i farmaci antipertensivi rispetto a quando non si assume alcun farmaco.

Questi dati sono molto preoccupanti.

"Curare l'ipertensione basandosi unicamente sulla cura farmacologica può esigere un prezzo elevato, molte volte pagato con la vita", queste sono le parole del Prof. Howard, autore dello studio scientifico sopra citato, effettuato su 27.865 pazienti ipertesi. come riportato qui https://www.sciencedaily.com/releases/2015/05/150529193554.htm.

Le linee guida europee redatte dalla Società Europea di Cardiologia e di Ipertensione sostengono che la correzione dello stile di vita è la pietra miliare sia della prevenzione sia della cura dell'ipertensione.

Infatti, la prevenzione e le terapie più efficaci consistono nel praticare una moderata attività fisica, nel mantenere il giusto peso forma e nel seguire un'alimentazione corretta, basata sulle più recenti scoperte nell'ambito della nutrizione e della medicina preventiva.

Stravolgendo le credenze più comuni sull'argomento, va precisato che seguire un'alimentazione corretta non significa necessariamente pesare ogni cibo e fare sacrifici; può voler dire tutt'altro.

Leggendo il libro scoprirai che a volte si compiono in maniera inconsapevole, degli errori che possono aumentare i valori pressori.

Questi errori ti espongono ad un maggior rischio di ictus e infarto.

Gli errori sono sempre dietro l'angolo e forse nessuno te ne ha parlato.

Questo libro ti permetterà di individuare questi e molti altri pericolosi errori e di porvi rimedio.

Inoltre ti fornirà quei consigli specialistici per condurre uno stile di vita sano e combattere l'ipertensione con armi di tutto rispetto.

Una strategia antipertensiva adeguata, non dovrebbe limitarsi ai soli farmaci antipertensivi, ma dovrebbe prevedere un trattamento a 360° di tutti quei fattori che possono far aumentare i valori pressori come:

i fattori psico sociali,

lo stress,

il sonno e le apnee notturne,

l'attività fisica scorretta,

l'alimentazione inadeguata,

e tanto altro.

In questo libro troverai le informazioni necessarie per conoscere a fondo la tua problematica e i metodi efficaci per sconfiggerla, perché come diceva Sun Tzu:

"conosci te stesso e il tuo nemico...e vincerai"

Dr. Francesco Raggi

Medico Chirurgo - Specialista in Igiene e Medicina Preventiva

Esperto in tecnologie Laser e Nutrizione.
Primo medico italiano a utilizzare il laser endovena a bassa potenza, dopo aver effettuato numerosi training di addestramento sulla tecnica in Germania, Finlandia e Russia.
2008 - Vincitore Premio "Miglior giovane ricercatore" al "Laser Helsinki International Congress"
2010-2012 - Nominato Rappresentante Italiano del Parlamento E.M.L.A (European Medical Laser Association)
Creatore del Metodo IpertensioneOK

COS'È LA PRESSIONE ARTERIOSA

Ogni volta che il cuore batte pompa il sangue all'interno di una serie di "tubature"; la potenza con cui spinge si chiama pressione arteriosa e corrisponde alla quantità di forza esercitata dal sangue contro le pareti delle arterie.

È grazie a questa spinta che il sangue riesce a raggiungere tutti gli organi del nostro corpo, portando con sé l'ossigeno e i nutrienti necessari alle nostre cellule.

Con la giusta pressione ci sentiamo in forze: i nostri muscoli sono pronti per lavorare e il nostro cervello per pensare.

Quando la pressione è più bassa del normale i muscoli, il cervello e tutti gli altri organi non ricevano la giusta quantità di sangue; ci sentiamo così senza forze, molto stanchi, sonnolenti, fino al caso estremo in cui possiamo perdere coscienza e svenire.

Quando la pressione è più alta del normale molto spesso non avvertiamo alcun sintomo; *proprio per questo l'ipertensione viene anche definita "il killer silenzioso".* In rari casi l'ipertensione può invece essere responsabile di mal di testa, confusione mentale, ronzii auricolari, perdita di sangue dal naso, visione di mosche volanti o lampi scintillanti.

Molte persone hanno alti valori di pressione arteriosa per anni senza saperlo, poiché l'unico modo per scoprire di essere ipertesi è quello di misurare la pressione.

La pressione viene espressa mediante una coppia di valori (ad esempio 140/80 mmHg): il primo valore corrisponde alla pressione massima, il secondo alla minima. Questo perché la pressione esercitata dal sangue non è costante.

Nel momento in cui il cuore pompa il sangue nelle arterie si rileva il valore di pressione più alto (pressione massima), quando poi il muscolo cardiaco si rilassa, per riempirsi nuovamente di sangue, la pressione scende e si rileva la pressione minima.

Nel gergo medico la pressione massima è detta anche sistolica, perché la sistole nel cuore corrisponde all'atto di pompare il sangue, mentre la minima è detta diastolica; sono entrambe importanti. Secondo le più recenti linee guida la pressione arteriosa dovrebbe essere inferiore a 120/80 mmHg.

Quali rischi comporta essere iperteso?

L'ipertensione comporta un sovraccarico di lavoro per il sistema cardiocircolatorio. In una condizione di ipertensione, infatti, il cuore deve compiere uno sforzo maggiore perché, quando apre le valvole per pompare il sangue nell'arteria aorta, incontra una forte resistenza (la pressione alta) e deve quindi contrarsi con tanta più forza.

Se l'ipertensione persiste per molti anni, il cuore, che è un muscolo, si rimodellerà fino a diventare ipertrofico (cioè si ingrandirà). Questo rimodellamento della struttura del cuore permetterà all'inizio di fronteggiare meglio la situazione, ma nel lungo periodo porterà a un grave squilibrio della funzionalità cardiaca e al tragico aumento del rischio di sviluppare:

- ictus cerebrale

- infarto cardiaco

- scompenso cardiaco

- insufficienza renale

- patologie oculari

Il meccanismo che genera i danni ai vari organi fa capo all'endotelio.

I due meccanismi alla base dell'ipertensione: disfunzione endoteliale e stress ossidativo

Uno dei meccanismi che genera ai vari organi i danni precedentemente descritti fa capo all'endotelio.

L'endotelio è un sottile rivestimento dei vasi sanguigni e del cuore e come si può ben vedere nelle immagini è come se fosse un "velo" che ricopre la parte interna di tutte le vene e le arterie.

Ma questo sottile velo, oggi ha assunto un'importanza cruciale specie nell'ambito della cardiologia e infatti viene considerato come un organo, proprio come lo è il pancreas, perché produce una serie di sostanze (mediatori chimici) che influenzano le strutture circostanti.

L'endotelio svolge diverse funzioni:

- l'effetto barriera: questa membrana semi-permeabile controlla il passaggio delle sostanze presenti nel sangue ai tessuti circostanti e viceversa;

- la regolazione della <u>coagulazione</u>, della <u>fibrinolisi</u> e dell'aggregazione piastrinica;

- la regolazione della <u>permeabilità</u> dei vasi sanguigni;

- il rimodellamento dei vasi sanguigni nei pazienti ipertesi;

- la promozione della formazione di nuovi vasi sanguigni;

- la regolazione dei <u>processi infiammatori</u>.

Queste sostanze prodotte dall'endotelio possono provocare due effetti diametralmente opposti:

1. vasodilatatore e antitrombotico ,

2. vasocostrittore e procoagulante

Nei pazienti ipertesi si verifica una disfunzione dell'endotelio che provoca gli effetti meno desiderati: la vasocostrizione e la coagulazione del sangue, che a loro volta causano il temuto infarto cardiaco, l'ictus cerebrale e altre problematiche di tipo ischemico.

L'alterazione della funzionalità endoteliale è ancora più importante se oltre alla pressione alta sono presenti altri fattori di rischio come:

- ipercolesterolemia;

- diabete;

- sovrappeso;

- fumo;

- dieta ricca di cibi ad alto indice glicemico;

- vita sedentaria.

La disfunzione endoteliale risulta essere la causa prima del processo aterosclerotico, considerato un processo infiammatorio cronico.

Esiste anche un secondo meccanismo che produce danni a livello circolatorio: **lo stress ossidativo**, dovuto a un eccesso di radicali liberi.

Lo stress ossidativo interviene nel processo di invecchiamento cellulare favorendo l'arteriosclerosi e si genera quando viene danneggiato l'equilibro tra le sostanze antiossidanti (vitamina C, glutatione, etc) e i cosiddetti radicali liberi (sostanze ossidanti).

L'eccesso di radicali liberi, che possono essere paragonati all'acqua ossigenata, danneggiano le cellule e i vasi sanguigni.

È di fondamentale importanza, quindi, avere uno "stato ossidativo" bilanciato, che può essere ottenuto attraverso una corretta alimentazione ricca di antiossidanti (vitamine, coenzima Q10, omega 3). Ora ti è chiaro perché i cardiologi considerano la disfunzione dell'endotelio e lo stress ossidativo i due meccanismi alla base delle problematiche cardiocircolatorie. Ricordati di questi aspetti perché lo riprenderemo in seguito, quando parleremo delle soluzioni al problema dell'ipertensione arteriosa.

Vecchiaia e ipertensione: un falso mito

Come indicato nel report: "A global brief on Hypertension: Silent killer, global public health crisis" della WHO (World Health Organization), ogni anno nel mondo circa 9.000.000 di persone muoiono per il fattore di rischio numero uno: l'ipertensione arteriosa.

Il 33% degli italiani soffre di ipertensione arteriosa e questa percentuale cresce con l'aumentare degli anni: intorno ai 60 anni più della metà delle persone ha una pressione maggiore di 140/90 mmHg.

Con il passare del tempo e il conseguente aumento della pressione arteriosa cresce anche il rischio di infarto cardiaco e di ictus.

Questa potrebbe sembrare una condizione inevitabile legata all'invecchiamento, ma oramai è stato scientificamente confermato che questo è un falso mito.

Esistono moltissime persone, infatti, che riescono a invecchiare e a mantenere valori pressori intorno a 110/70 mmHg.

Uno studio scientifico[2] ha mostrato che in un gruppo di circa 1800 persone che mangiavano sano nessuna di esse aveva l'ipertensione e che addirittura non c'era alcun caso di arteriosclerosi. È dunque possibile invecchiare e rimanere in perfetta salute!

Calcolare la probabilità che ti venga un infarto o un ictus nei prossimi 10 anni

L'Istituto superiore di Sanità ha predisposto uno strumento che permette di calcolare il rischio di comparsa di eventi gravi come ictus e infarto. Questo rischio viene calcolato grazie all' algoritmo, sviluppato dall'Istituto Superiore di Sanità, che prende in considerazione specifici dati delle singole persone e che costituiscono dei fattori di rischio per le malattie cardiovascolari. Tale algoritmo permette di stimare la probabilità di avere un ictus o un infarto del miocardio nell'arco di 10 anni.

Questo strumento fornisce informazioni molto importanti, pur presentando i seguenti limiti:

- è utilizzabile su donne e uomini che hanno tra i 40 e i 69 anni;

- non è utilizzabile sulle persone che hanno avuto precedenti eventi cardiovascolari

- non è utilizzabile nelle donne in gravidanza;

- non può essere applicato a valori estremi di pressione arteriosa e di colesterolemia. Precisamente non può essere applicato a valori di pressione arteriosa sistolica superiori a 200 mmHg o inferiore a 90 mmHg e colesterolemia totale superiore a 320 mg/dl o inferiore a 130 mg/dl.

---

2 *A R Walker, B F Walker. High high-density-lipoprotein cholesterol in African children and adults in a population free of coronary heart diseae. Br Med J. 1978 Nov 11;2(6148):1336-7.*

- è basato su pochi parametri e non considera altri fattori che hanno un impatto sul rischio cardiovascolare

Questo rischio viene normalmente calcolato durante la visita medica (Medico di base, Cardiologo, Specialista di Medicina Preventiva), a cui fa seguito l'interpretazione del risultato con tutte le specifiche raccomandazioni del caso.

LE NUOVE LINEE GUIDA EUROPEE SULL'IPERTENSIONE ARTERIOSA

Le linee guida europee sull'ipertensione arteriosa sono scritte ad opera delle società scientifiche di cardiologia e di ipertensione (ESC/ESH) e rappresentano il documento scientifico di riferimento sull'ipertensione per tutti i medici di base e cardiologi europei.

Nel 2018 sono state pubblicate le nuove linee guida sull'ipertensione che sono andate a sostituire quelle del 2013.

Possiamo notare diversi piccoli cambiamenti ma, senza entrare nei tecnicismi, approfondiamo brevemente le novità più rilevanti.

I cambiamenti nella diagnosi di ipertensione

Se finora la diagnosi di ipertensione poteva venire effettuata in seguito alla sola misurazione nello studio del medico, da adesso sono previste diverse fattispecie che possono dare seguito a una diagnosi.

Innanzitutto il dato importante è che non basterà più una singola misurazione, ma ne occorreranno molteplici, con lo scopo di effettuare diagnosi più precise.

Inoltre queste misurazioni non dovranno essere effettuate esclusivamente nello studio medico ma anche a casa, compilando accuratamente il diario della pressione proprio come suggerisco in questo libro.

Relativamente alla diagnosi, viene conferita maggiore importanza all'holter pressorio, che permette in maniera accurata di individuare l'ipertensione.

Nuovi valori-target

Finora l'obiettivo per ogni tipo di paziente iperteso era quello di far scendere i valori sotto la soglia di 140-90 mmHg.

Le nuove linee guida invece dividono i pazienti in fasce d'età e abbassano i valori-target.

CLASSIFICAZIONE IPERTENSIONE

CATEGORIA	Sistolica (mmhg)		Diastolica (mmhg)
OTTIMALE	< 120	E	< 80
NORMALE	120-129	E/O	80-84
NORMALE-ALTA	130-139	E/O	85-89
IPERTENSIONE 1 GRADO	140-159	E/O	90-99
IPERTENSIONE 2 GRADO	160-179	E/O	100-109
IPERTENSIONE 3 GRADO	> 180	E/O	> 110
IPERTENSIONE SISTOLICA ISOLATA	> 140	E	< 90

Fonte 2018 ESC/ESH Linee guida Ipertensione

In particolare stabiliscono che:

i valori-target della pressione dopo il trattamento dovrebbero essere inferiori o uguali a 130-80 mmHg, a condizione che la terapia sia ben tollerata;

per i pazienti maggiori di 65 anni, l'obiettivo è di raggiungere valori di pressione massima compresi tra 130-139 mmHg (mentre le vecchie linee guida prevedevano valori compresi tra 140-150 mmHg);

per tutti i pazienti è raccomandato l'obiettivo di ridurre la pressione minima fino a un valore inferiore a 80 mmHg (mentre le vecchie linee guida prevedevano valori inferiori a 90 mmHg).

Perciò, come conseguenza di questo abbassamento dei valori-target, ci sarà bisogno di una strategia antipertensiva ancora più forte e incisiva.

Nuove linee guida americane e aggiornamento dei valori-soglia

Anche la società scientifica di cardiologia americana ha aggiornato le **linee guida per l'ipertensione**.

In America le hanno aggiornate nel 2017 con un anno di anticipo rispetto all'Europa.

In America è stata effettuata una riclassificazione e ora si considera normale una pressione con valori inferiori a 120/80 mmHg e, secondo i nuovi criteri, il numero degli ipertesi è "tecnicamente" aumentato da un giorno all'altro e quasi un americano su due dovrebbe essere considerato iperteso.

Tali valori-soglia vengono stabiliti dalle società scientifiche internazionali che, nelle linee guida sul trattamento dell'ipertensione, erano fissati precedentemente a 140-90 mmHg.

Tale abbassamento dei valori-soglia, tuttavia, non si configura come un'anticipazione dei tempi di inizio della terapia antipertensiva, ma viene inteso come una sorta di "pre-allarme" che dovrebbe indurre il soggetto a prestare più attenzione al suo stile di vita e alla sua salute.

Per fare chiarezza su questo aspetto basta leggere la tabella sottostante.

CLASSIFICAZIONE IPERTENSIONE

CATEGORIA	Sistolica (mmhg)		Diastolica
NORMALE	< 120	E	< 80
ELEVATA	120-129	E	< 80
IPERTENSIONE STADIO 1	130-139	O	80-89
IPERTENSIONE STADIO 2	> 140	O	> 90
CRISI IPERTENSIVA	> 180	E/O	> 120

Fonte J Am Coll Cardiol. 2018 May 15;71(19):2176-2198

Come si può vedere, viene considerata "Normale" una pressione arteriosa inferiore a 120-80 mmHg.

La pressione si considera "Elevata" quando la massima (Sistolica) è compresa tra 120 e 129 mmHg e la minima (Diastolica) è inferiore a 80 mmHg.

Mentre si inizia a parlare di "Ipertensione" (ipertensione allo stadio 1) solo quando il soggetto presenta dei valori sistolici compresi tra 130 e 139 mmHg oppure quando i valori diastolici sono compresi tra 80 e 89 mmHg.

Le persone che rientrano in questo primo stadio di ipertensione, in linea generale, non dovrebbero iniziare una cura antipertensiva farmacologica a meno che abbiano già avuto un evento cardiovascolare (esempio: infarto o ictus) o siano soggetti considerati ad alto rischio (occorre valutare il rischio in termini percentuali e anamnesticamente)

Il secondo stadio di ipertensione, invece, prevede dei valori sistolici superiori a 140 mmHg oppure valori diastolici maggiori di 90 mmHg.

Quando una persona è allo stadio 2 di ipertensione, dovrebbe iniziare una terapia antipertensiva insieme al suo medico di base e, quando necessario, effettuare dei consulti con lo specialista di Medicina Preventiva e con un Cardiologo.

Si tratta di due Medici Specialisti che dovrebbero lavorare

congiuntamente con il medico di base poiché lo Specialista di Igiene e Medicina Preventiva si occupa della correzione specialistica dello stile di vita e dell'alimentazione, andando ad agire sulle reali cause dell'ipertensione, mentre il Cardiologo si occupa dello studio delle malattie cardiovascolari, delle cure farmacologiche e del monitoraggio del paziente tramite una serie di esami specifici (ecg, eco-cuore, test sotto sforzo, etc), affinché la malattia non progredisca. Anche altre figure potrebbero essere comparabili allo specialista in Medicina preventiva, come lo specialista in nutrizione o il biologo nutrizionista. Per semplicità nel testo parlerò di Specialista in Medicina preventiva.

Quando invece i valori pressori sistolici sono maggiori di 180 mmHg oppure quelli diastolici sono superiori a 120 mmHg, si ha una vera emergenza ipertensiva. In questi casi è opportuno recarsi tempestivamente dal Medico o al pronto soccorso per valutare se c'è un danno d'organo (cuore, rene, etc) e ripristinare il prima possibile i valori entro la soglia della normalità con gli adeguati farmaci antipertensivi.

Una novità di spessore contenuta nelle nuove linee guida è rappresentata dal riconoscimento, come ulteriori fattori di rischio, dello stato **socio-economico** e dello **stress psicosociale**, i quali dovrebbero essere attentamente valutati nell'ambito di un corretto approccio nella cura dell'ipertensione.

Come emerge chiaramente dalle linee guida, l'approccio integrato, che unisce strategie farmacologiche e non-farmacologiche, costituisce l'unica strada verso cui indirizzare il paziente iperteso, al fine di garantire un trattamento di eccellenza nella cura della sua patologia.

Le linee guida americane indicano tra le strategie non-farmacologiche: perdita di peso, dieta specifica per contrastare la pressione alta, riduzione di sodio, integrazione di potassio, aumento dell'attività fisica e riduzione del consumo di alcol, ma anche consumo di probiotici, aumento del consumo di proteine, assunzione di semi di lino e di olio di pesce.

TIPOLOGIE DI IPERTENSIONE

L'ipertensione è più diffusa nella popolazione di età avanzata e può avere, oltre alla predisposizione genetica, diverse cause e alcuni fattori di rischio ambientale, tra cui ritroviamo:

- sovrappeso e obesità

- eccessiva assunzione di sodio

- carenze di magnesio, calcio, proteine vegetali e potassio

- scarsa attività fisica e sedentarietà

- eccessivo consumo di alcol e tabacco

Occorre precisare che esistono due differenti tipologie di ipertensione: l'ipertensione essenziale, quella che riguarda il 90% circa degli ipertesi, e quella secondaria, così chiamata perché subordinata ad alcune malattie, a particolari condizioni di salute e all'assunzione di determinati farmaci.

Tra le malattie che possono determinare l'ipertensione rientrano alcune problematiche renali, il diabete e l'ipertiroidismo.

Per quanto attiene i medicinali, l'ipertensione è associata in alcuni casi all'assunzione di psicofarmaci, farmaci anoressizzanti (anti-fame), cortisonici, antidolorifici e antinfiammatori, in particolar modo quando l'assunzione si protrae per lunghi periodi.

L'ipertensione può inoltre insorgere nelle donne in stato di gravidanza, a causa delle variazioni ormonali e della ritenzione di liquidi che fa aumentare il volume del sangue nelle arterie.

Anche se l'ipertensione secondaria riguarda solo il 10% della popolazione, diventa di vitale importanza verificarne il fattore determinante, al fine di individuare il trattamento opportuno:

in questi casi infatti, affinché la pressione torni definitivamente ai valori normali, senza la necessità di alcun farmaco antipertensivo,

occorrerà semplicemente rimuovere il problema scatenante con un piccolo intervento chirurgico (es: stenosi arteria renale), o interrompere l'assunzione del farmaco responsabile (es: cortisonico), oppure curare la malattia di base (es: ipertiroidismo).

Quando viene effettuata la prima diagnosi di ipertensione, solitamente vengono effettuati anche una serie di esami per individuare a quale gruppo si appartiene (gruppo con ipertensione essenziale o secondaria).

Occorre però aggiungere che non è raro imbattersi in pazienti che assumono da anni farmaci antipertensivi senza intervenire sulle reali cause della loro ipertensione o senza che sia stato fatto un preciso inquadramento diagnostico di ipertensione arteriosa essenziale o secondaria.

Prima di parlare degli esami che il Medico dovrebbe effettuare per diagnosticare correttamente l'ipertensione, ipotizziamo di avere due ipertesi che hanno due situazioni differenti.

Il 1° paziente soffre di ipertensione essenziale, ha effettuato gli esami per un corretto inquadramento diagnostico, assume antipertensivi da anni, ma non sta agendo sulle reali cause della sua problematica (sovrappeso, alimentazione non corretta, sedentarietà, fumo, etc).

Poiché, come abbiamo visto in precedenza, le cause di questa tipologia di ipertensione sono riconducibili allo stile di vita (esempio: sovrappeso e obesità, eccessiva assunzione di sodio, carenze di magnesio, calcio, proteine vegetali e potassio, scarsa attività fisica e sedentarietà, eccessivo consumo di alcool e tabacco), non correggere lo stile di vita significa non agire sulle reali cause della pressione alta.

Curarsi in questo modo, in maniera superficiale e approssimativa, specie per una problematica come l'ipertensione che apre le porte a ictus e infarto, non è affatto consigliabile.

Soffrire di allergia primaverile, curarsi in maniera inadeguata e fare cinque starnuti in più a causa di questo sbaglio, può anche passare; ma curare l'ipertensione in maniera imprecisa e un giorno avere un ictus è uno sbaglio che costa caro, considerato che in Italia circa 280.000 persone ogni anno muoiono a causa di un ictus.

È come se ogni anno tutti gli abitanti di una città di medie dimensioni vengono fatti fuori.

Il 2° paziente invece soffre di ipertensione secondaria, causata da una stenosi dell'arteria renale, ma non lo sa perché **non** ha effettuato gli esami per un corretto inquadramento diagnostico; assume antipertensivi da anni, ma in sostanza non sta agendo sulle reali cause della sua problematica.

In questo caso si sarebbe potuto curare in maniera definitiva con un intervento chirurgico, rimuovendo la causa specifica della sua ipertensione e molto probabilmente non avrebbe avuto la necessità di dover assumere farmaci antipertensivi.

A questo punto ti starai chiedendo: "Come faccio a sapere se la mia ipertensione deriva da una malattia o se è dovuta al mio stile di vita?".

Una visita medica è il primo passo; necessario ma non sufficiente. Riscontrati i primi valori pressori elevati, infatti, il Medico può prescrivere varie tipologie di esami per indagare le cause scatenanti l'ipertensione.

L'ecocolordoppler delle arterie renali è uno di questi e può essere utile per diagnosticare l'ipertensione nefrovascolare, determinata da ipoperfusione renale e dovuta a stenosi dell'arteria renale.

Ma per differenziare l'ipertensione essenziale da quella secondaria possono essere necessarie anche specifiche analisi del sangue:

- emocromo;
- anticorpi;
- anti tireoperossidasi;
- anti tireoglobulina;
- Tsh, ft3, ft4;
- cortisolo;
- potassio;
- calcio;
- ferritina;
- sideremia;
- pcr;
- ves;
- omocisteina;
- transaminasi;
- colesterolo,
- hdl;
- trigliceridi;
- glicemia;
- creatinina;
- potassiemia.

Prendendo ad esempio l'ultimo parametro di questo elenco, possiamo dire che la potassiemia risulta fondamentale per individuare eventuali carenze di potassio nel sangue, che possono indurre il Medico a sospettare un iperaldosteronismo primitivo.

Se questo valore fosse alterato occorrerà procedere con ulteriori esami di approfondimento come l'analisi dei livelli di Aldosterone nel sangue.

In generale possiamo dire che il Medico, riconoscendo alcune caratteristiche cliniche e di laboratorio, sarà indotto a sospettare la presenza di una forma secondaria di ipertensione e pertanto richiederà indagini di 2° livello per una corretta definizione diagnostica.

Sintomi e diagnosi

La disanima sin qui condotta punta a fare maggior chiarezza sulle corrette modalità di approccio all'ipertensione, poiché risulta fondamentale comprenderne la causa per poterla trattare con successo.

Non meno importante risulta la questione dei sintomi dell'ipertensione.

Poiché tanti pazienti fanno confusione, e poiché è compito del Medico comprendere quando ci si trovi di fronte a un'ipertensione sintomatica, un'ipertensione asintomatica o a sintomi dovuti agli effetti collaterali dei farmaci antipertensivi, analizziamo le tre diverse fattispecie.

Va innanzitutto premesso che è perfettamente normale soffrire per anni di ipertensione senza mai accorgersene.

Ovviamente la circostanza in parola non si configura come una situazione auspicabile, poiché il trattamento precoce dell'ipertensione contribuisce a ridurre il rischio di eventi cardiovascolari come ictus e infarto.

Per tale motivo, la prevenzione dell'ipertensione ricopre un ruolo ancor più fondamentale, divenendo indispensabile una diagnosi precoce unita ad uno stile di vita sano che ne prevenga la comparsa.

Durante le crisi ipertensive, la pressione può arrivare improvvisamente a valori molto alti (180/120 mmHg), manifestandosi con

epistassi (fuoriuscita di sangue dal naso),

disturbi visivi, mal di testa, vertigini,

acufeni (ronzii nelle orecchie).

In questi casi è opportuno rivolgersi al Medico considerato che i picchi di pressione alta mettono a dura prova sia il cuore sia le arterie.

In moltissime circostanze le persone riportano sintomi che attribuiscono all'ipertensione, ma che spesso si rivelano essere determinati dall'assunzione di farmaci antipertensivi.

Casi tipici sono quelli dei pazienti ipertesi che accusano eccessiva stanchezza, gonfiore alle gambe e ai piedi (soprattutto le donne), disfunzione erettile (per gli uomini), crampi muscolari e disturbi del sonno.

In alcune situazioni, anche per il Medico risulta arduo, ad un primo esame della condizione del paziente, distinguere se un sintomo derivi dall'ipertensione o dall'assunzione di un farmaco antipertensivo, poiché alcune problematiche risultano comuni (es: mal di testa e vertigini) ad entrambe le casistiche.

Se è possibile essere ipertesi per anni senza accorgersene, creando così danni al cuore potenzialmente pericolosi, la prevenzione dell'ipertensione diviene - è bene ribadirlo - l'aspetto centrale cui prestare massima attenzione, tramite la correzione dello stile di vita.

In presenza di pressione alta, infatti, il cuore, quale muscolo addetto a pompare sangue nel "circuito idraulico", dovrà contrarsi con maggior forza, per riuscire a far entrare il sangue nel circuito, già in forte pressione.

Sottoposto ad un tale sforzo, nel tempo, il muscolo cardiaco diventa ipertrofico, si ingrandisce, come accadrebbe al muscolo bicipite del nostro braccio, sollecitato costantemente col sollevamento pesi.

Contrariamente a ciò che avviene per i bicipiti, l'ipertrofia del cuore non è il segno di un sano allenamento, quanto piuttosto un preoccupante indicatore dei danni all'organismo che l'ipertensione ha iniziato a causare.

Se l'ingrandimento del muscolo cardiaco può essere facilmente rilevato con un'ecografia cardiaca, ciò non toglie che, quando l'accrescimento viene scoperto, il cuore ha già subito l'indesiderato rimodellamento.

Per annullare gli effetti dell'ipertensione e prevenirne i danni occorre che l'iperteso conosca a fondo la sua problematica: la tipologia specifica della patologia ipertensiva di cui soffre, i sintomi rivelatori, le cause scatenati.

I TRE SEGRETI SULL'IPERTENSIONE

La conoscenza dell'ipertensione presuppone l'esame di ulteriori elementi connessi a tale patologia, nello specifico il suo monitoraggio, il trattamento e il conseguente follow-up (controllo periodico nel tempo).

Tali elementi, pur essendo poco noti, rivestono un enorme impatto sulla salute del paziente.

Proprio per garantire una maggiore efficacia della terapia adottata è opportuno analizzarli dettagliatamente.

1° segreto:

Inizio ponendoti questa domanda: conosci bene la tua ipertensione?

Ti rivolgo questa domanda perché la maggior parte degli ipertesi misura la pressione ogni tanto e solo al mattino. Pensi sia sufficiente?

Quante volte va misurata la pressione durante il giorno? E per quanto tempo?

È importante capire se la tua pressione è costantemente alta oppure se ha dei picchi. I **picchi di pressione alta** sono normali se avvengono al mattino e se si mantengono entro certi limiti, mentre **sono pericolosi** se si presentano in vari momenti della giornata o addirittura di notte o se superano determinati limiti al mattino.

Quando viene fatta la diagnosi di ipertensione è bene misurare la pressione più volte al giorno e per lungo tempo. Ma quante volte e per quanto tempo?

A questo punto si possono verificare 3 situazioni:

A. sei iperteso, riesci a mantenere i valori sotto i 140/90 mmHg e non hai malattie;

B. sei iperteso, i valori sono sotto 140/90 mmHg e hai qualche malattia (es. diabete, trigliceridi alti, problemi cardiaci, renali, oculari, etc);

C. sei iperteso e vengono rilevati valori superiori a 140/90 mmHg.

Nel **caso A** è consigliabile effettuare le misurazioni in maniera periodica: mattina e sera ogni 3-4 giorni.

La pressione va misurata anche la sera! Le misurazioni più importanti sono infatti quelle serali, quando non devono essere presenti picchi di pressione alta e la pressione deve scendere del 10-20% rispetto ai valori rilevati al mattino.

Nel **caso B**, quindi se hai già qualche malattia, è bene misurarla quotidianamente al mattino e alla sera al fine di individuare precocemente un eventuale innalzamento della pressione che potrebbe far aggravare velocemente le patologie di cui già soffri.

Nel **caso C**, se la tua pressione è "ballerina" e ogni tanto vengono rilevati valori superiori a 140/90 mmHg, è consigliabile effettuare le misurazioni quotidianamente al mattino e alla sera per tenere sotto controllo il numero dei picchi di ipertensione, valutando eventualmente l'efficacia della terapia adottata. Nel caso in cui fossero presenti numerosi picchi la tua terapia andrà sicuramente corretta!

Come hai letto, si parla di **misurare la pressione anche la sera!** E pochi pazienti lo fanno. Eppure è la misurazione più importante, poiché è proprio di sera che il nostro organismo è più vulnerabile ai picchi di pressione alta.

Ricapitolando: normalmente la pressione deve scendere di notte di circa il 10-20% rispetto ai valori del giorno e se questo non avviene si parla di un paziente con "non-dipping pressorio". Il non-dipping pressorio comporta un maggiore rischio di incorrere in problematiche cardiovascolari. Quindi se la tua pressione di giorno fosse, ad esempio, di 125 mmHg la sera dovrebbe scendere a 100 mmHg.

Se di notte la tua pressione è uguale o maggiore a quella del giorno qualcosa non va ed è quindi importante valutare la tua situazione. Sai come fare? Devi svolgere un esame specifico, nei prossimi paragrafi ti spiegherò con esattezza qual è e in che cosa consiste.

2° Segreto:

Quando prendi il farmaco?

Spesso si sottovaluta l'importanza di questo aspetto, quando in realtà, potenzialmente, potrebbe fare una differenza enorme.

L'effetto dei farmaci antipertensivi dura alcune ore, dopo le quali è necessario assumere una nuova compressa. Ogni farmaco, inoltre ha una propria durata specifica, ma mediamente l'effetto si protrae per 12 ore.

Assumendo la pasticca al mattino alle 8.00, insomma, il suo effetto durerebbe circa fino alle 20.00, andando a scemare - e perdendo quindi la capacità di prevenire picchi - proprio nel momento in cui la pressione dovrebbe scendere.

Quindi la scelta dell'orario di assunzione del farmaco antipertensivo è una scelta che può avere risvolti decisivi. Prescrivere il farmaco al mattino, cosi in maniera standard, senza che sia stata effettuata una precisa valutazione sul momento migliore è un approccio troppo semplicistico.

L'ipertensione, ricordiamo che può portare ad ictus e infarto, per cui **l'approccio** a tale problematica deve essere molto **scrupoloso** e il trattamento sia di correzione di stile di vita sia farmacologico va adattato ad ogni specifica situazione.

3° Segreto:

Se prendi l'antipertensivo solo al mattino o se misuri solamente la pressione mattutina, è arrivato il momento di approfondire la questione con l'esame specifico di cui ti ho accennato.

L'esame si chiama **holter pressorio** e tutti gli ipertesi dovrebbero eseguirlo periodicamente per valutare l'efficacia della propria terapia.

Nella mia esperienza professionale ho notato che soltanto pochi pazienti ipertesi sono stati sottoposti a questo esame. Ho condotto un sondaggio tra i pazienti ipertesi che sono iscritti nel gruppo facebook ipertensioneok e al momento in cui scrivo è risultato che su 694 soggetti:

> 355 non l'hanno mai effettuato e nessuno gli ha fatto capire quanto fosse importante,
>
> 222 l'hanno effettuato 1-2 volte ma molto tempo fa
>
> 117 lo effettuano ogni anno

Risulta dunque che solo il 17% degli ipertesi da me intervistati effettua regolarmente questo esame importante, mentre il restante 83% non ne ha neanche mai sentito parlare o lo ha effettuato molti anni fa!

Eppure è un semplice esame che puoi eseguire sia all'ASL sia nei centri privati.

L'holter pressorio è un esame non invasivo che consente di registrare la pressione arteriosa continuativamente per 24 ore, mediante un piccolo dispositivo elettronico fissato in vita con una cintura.

Il monitoraggio pressorio è molto utile nei pazienti ipertesi, in particolare nei seguenti casi:

- pazienti con l'ipertensione arteriosa instabile (detta anche "pressione ballerina", cioè che fa su e giù durante la giornata);

- pazienti che assumono farmaci antipertensivi. In tal caso l'esame è utile a controllare che il farmaco sia efficace di giorno e di notte. La pressione alta è pericolosa anche se rimane tale solo per alcune ore della giornata;

- pazienti che durante il giorno accusano sintomi tali da far pensare a improvvisi aumenti o diminuzioni della pressione (vertigini, sbandamenti, vampate, sudore freddo, senso di svenimento, "testa vuota", sanguinamento dal naso, etc.);

- pazienti sensibili ed emotivi che di fronte al medico si stressano e manifestano un aumento dei valori pressori, mentre a casa registrano dei valori normali.

È opportuno indossare indumenti non aderenti, che permettano il corretto posizionamento e funzionamento dell'holter pressorio. L'apparecchio e il manicotto verranno applicati dall'infermiere o dal medico.

Il paziente dovrà indossare l'apparecchio per le successive 24 ore, annotando in un diario alcuni semplici dati: orario delle attività svolte nelle 24 ore (lavoro, pranzo, riposo, assunzione dei farmaci) e di eventuali sintomi avvertiti (cefalea, vertigini, sudorazione, etc.).

Durante le 24 ore la pressione verrà misurata automaticamente ogni 15 minuti di giorno e ogni 30 minuti di notte; tuttavia il paziente potrà sempre avviare una misurazione manualmente nel caso in cui si presenti un particolare disturbo (vertigine, senso di svenimento etc.). Al termine delle 24 ore il paziente dovrà recarsi nuovamente presso la struttura sanitaria per rimuovere l'apparecchio. Successivamente sarà il cardiologo a rilasciare il referto dell'esame.

Due piccoli consigli per quando effettuerai l'holter:

1- Quando ti posizioneranno il manicotto, assicurati che non sia stretto! Ho visto pazienti che dopo poche ore avevano letteralmente il braccio "nero" per la circolazione sanguigna compromessa!

Il manicotto va posizionato in maniera tale che non stringa; se lo senti stretto avvisa immediatamente l'operatore sanitario che te lo sta applicando, anche perché se l'apparecchio venisse applicato in maniera scorretta i valori potrebbero risultare alterati.

2- Durante la notte puoi togliere l'apparecchio dalla tracolla o dalla cintura, così non disturberà il tuo sonno. Lo puoi semplicemente adagiare sul letto, al tuo fianco.

Il referto dell'esame holter dovrà essere poi analizzato dal medico, insieme a tutto il resto della documentazione (diario della pressione, tipi di farmaci assunti, orario di assunzione, etc) e tutto questo verrà utilizzato come una sorta di "bussola", permettendo di individuare la strada terapeutica giusta da percorrere.

Sarà così possibile individuare gli orari in cui la pressione si alza e ad esempio inserire il farmaco all'orario più adatto per coprire tali picchi pressori, adottando delle strategie tali da garantire una pressione 24 ore su 24 entro i limiti.

Le correzioni possibili sono molte, può essere fatta correggendo il dosaggio del farmaco, assumendolo in un altro orario o aggiungendo un ulteriore farmaco.

Ma...**i farmaci non sono l'unica scelta!**

Se ben ricordi, all'inizio del libro ho fatto riferimento allo studio scientifico del Prof. Howard, il quale sosteneva che una terapia farmacologica piuttosto aggressiva (con 3 farmaci) può farti **aumentare il rischio di avere un ictus fino al 248%** in più rispetto ad una persona sana.

Con tutto ciò, il mio intento non è spaventarti ma renderti consapevole che la Medicina è una questione complessa.

Esistono infatti anche studi che dimostrano l'efficacia dei farmaci e quindi non bisogna demonizzarli ma, bisogna saperli utilizzare con sapienza e collocarli nel giusto posto all'interno della strategia di cura.

Nel caso degli ipertesi le linee guida europee per il trattamento dell'ipertensione ci vengono in aiuto e fanno luce su questo aspetto.

Esistono approcci scientificamente riconosciuti, che devono essere considerati: il primo è quello che sostiene l'importanza di cambiare il proprio stile di vita. Le società scientifiche mondiali di cardiologia e di ipertensione affermano che **la correzione dello stile di vita è la pietra miliare** sia della prevenzione sia del trattamento dell'ipertensione.

Il vero problema è che di solito le uniche raccomandazioni che ricevi sono:

- smettere di fumare;

- diminuire il sale;

- fare attività fisica;

- mangiare meno grassi.

Per ricevere queste generiche raccomandazioni oramai non serve neanche andare dal medico, le conoscono già tutti!

Il vero problema viene messo nero su bianco dalla rivista scientifica JAMA[3] , che sottolinea come la maggior parte dei medici abbia scarse competenze sull'alimentazione e sul corretto stile di vita.

Lo studio pubblicato dalla rivista dimostra chiaramente che tra gli operatori sanitari vi è un disallineamento tra le loro conoscenze reali relative a uno stile di vita corretto e quelle che credono di possedere. In poche parole, anche se i medici sostengono di essere a conoscenza di come si corregge lo stile di vita, la maggior parte di essi in realtà non lo sa.

Lo studio riporta che:

"La disinformazione e i malintesi per quanto riguarda le modifiche allo stile di vita sono all'ordine del giorno tra i professionisti della salute. Questi risultati sono particolarmente inquietanti dal momento che lo studio ha accertato che i medici poi finiscono per fornire ai loro pazienti indicazioni non corrette sulla correzione dello stile di vita".

Prima di dire se le informazioni che hai ricevuto sono corrette o meno, facciamo un passo indietro.

Ma tu **hai mai ricevuto informazioni pratiche e precise** per correggere il tuo stile di vita o solo quelle generiche e semplicistiche?

3 *Lianov, M Johnson. Physician competencies for prescribing lifestyle medicine. JAMA. 2010 Jul 14;304(2):202-3. doi: 10.1001/jama.2010.903*

ATTENZIONE

Registrandoti gratuitamente al sito www.ipertensioneok.com/libro potrai accedere a numerose risorse gratuite, tra cui:

√ la Guida "**Le 10 cose che dovresti sapere prima di scegliere chi curerà la tua ipertensione**"

√ **Diario della pressione** per monitorare il tuo andamento pressorio

E tanto altro.

Tutti i materiali sono stati studiati da me e dal mio Team Ipertensioneok per aiutarti a ritrovare la serenità e per liberarti dall'ansia legata ai picchi pressori.

Puoi iscriverti anche ai miei canali web:

Gruppo Facebook sull'Ipertensione - https://www.facebook.com/groups/ipertensioneok , dove oltre 8400 ipertesi, supervisionati dal Dr Raggi, si scambiano informazioni e consigli

IL RAPPORTO TRA MEDICINE E ALIMENTAZIONE

L e persone sottovalutano il ruolo di uno stile di vita sano nella prevenzione delle malattie cardiovascolari, riponendo al contrario eccessiva fiducia nel potere delle medicine.

Negli anni ho conosciuto, ad esempio, molti soggetti trattati con statine (una tipologia di farmaco anticolesterolo) che accordano piena fiducia alla loro efficacia nel prevenire l'infarto cardiaco e che credono di esserne protetti quasi al 100%. I pazienti in questione, purtroppo, pensano addirittura di poter "approfittare" della difesa del medicinale per abusare di cibi non salutari. Senza evidentemente conoscere il reale grado di protezione garantito del farmaco, visto che le statine, infatti, non difendono al 100% da un attacco cardiaco entro i 5 anni dall'inizio dell'assunzione.

Cosa accadrebbe se fosse accertato e noto che la protezione garantita del farmaco fosse al 50%? Può suonare strano, eppure, quasi sicuramente, ancora tutti continuerebbero ad assumerlo.

E se si scendesse al 30%? Anche in questo caso lo prenderebbero in molti.

Scendiamo ulteriormente e domandiamoci cosa accadrebbe se la tutela assicurata dal medicinale fosse di pochi punti percentuali. Diciamo circa il 3 - 4 %.

Assumere un farmaco per tutta la vita, a fronte di uno scarso 4% di protezione, e soffrire comunque degli effetti collaterali associati? In questo caso c'è da credere, presumibilmente, che lo prenderebbero veramente in pochi.

Anche per gli antipertensivi le cose non vanno meglio.

Sebbene il trattamento farmacologico dell'ipertensione abbia importanti benefici per la salute, attualmente le organizzazioni internazionali come anche l'American Heart Association stanno focalizzando l'attenzione maggiormente sulla prevenzione, che svolge un ruolo chiave per il mantenimento di una buona salute delle persone.

Proprio in merito a questo, il Prof George Howard della UAB Università dell'Alabama della Birmingham School of Public Health che ha condotto un importante studio scientifico sugli ipertesi spiega che "i risultati dello studio Regards suggeriscono che quando, il trattamento farmacologico riduce i valori pressori, questo riesce a ridurre, ma non ad eliminare, i pericolosi effetti dell'ipertensione".

Dallo studio emerge che un paziente iperteso che riceve delle cure farmacologiche e che riesce ad ottenere dei buoni valori pressori anche sotto 120/80 purtroppo non riesce ad ottenere una riduzione del rischio di ictus tale da raggiungere lo stesso rischio di una persona NON ipertesa (che ha valori sempre al di sotto di 120/80) e che non assume farmaci.

L'iperteso con 120/80 che assume 3 farmaci ha una probabilità di avere un ictus più alta rispetto ad una persona sana che ha 120/80 ma che non ha necessità di assumere farmaci.

Secondo lo studio, il rischio di ictus negli ipertesi aumenta con l'aumento del numero di farmaci necessari per normalizzare i valori pressori. Ad esempio se sono necessari 3 farmaci il rischio è maggiore rispetto a chi ha bisogno soltanto di un farmaco per raggiungere valori normali pressori.

Dunque se la terapia farmacologica è più "aggressiva" perché richiede più farmaci per raggiungere valori normali, questo si ripercuote sul rischio di avere un ictus, per cui è preferibile riuscire a controllare i valori pressori col minor numero di farmaci possibile.

L'altro concetto importante che emerge da questo studio è che la **prevenzione dell'ipertensione** che ha l'obiettivo di eliminare o ritardare l'insorgenza della pressione alta è preferibile rispetto al trattamento dell'ipertensione quando questa si è sviluppata.

Le ricerche coordinate dal Prof. George Howard[4] hanno mostrato che i farmaci antipertensivi possono aumentare il rischio di avere un ictus del 248% rispetto ad una persona non ipertesa.

In 6,3 anni sono state seguite 26.875 persone ipertese; l'analisi dei dati ha portato alla conclusione che i farmaci antipertensivi, sebbene siano efficaci nell'abbassare la pressione e abbiamo importanti effetti sulla salute, aumentano il rischio di ictus.

Inoltre, maggiore è il numero delle tipologie di farmaci assunti, maggiore è il rischio di avere un ictus, come si può vedere dalla tabella.

È emerso che gli ipertesi che, assumevano tre o più tipologie di farmaci per ottenere una pressione normale, presentavano un rischio di ictus maggiore del 248% (HR 2,48) rispetto a una persona non ipertesa, mentre gli ipertesi, con pressione tra 140-159 mmHg, che NON assumevano farmaci presentavano un rischio di avere l'ictus solo del 219 % (HR 2,19) in più.

---

[4] <u>Stroke.</u> 2015 Jun; 46(6):1595-600. doi: 10.1161/STROKEAHA.115.009128. Epub 2015 May 7

Rapporto di rischio per Ictus dopo aggiustamento per età , razza, sesso, etc.

	Pressione normale	Pre-ipertensione (120 mm Hg–139 mm Hg)	Stadio 1 Ipertensione (140 mm Hg–159 mm Hg)	Stadio 2 Ipertensione (160+ mm Hg)
NO farmaci antipertensivi	1.0 (Ref)	1.44 (1.04–2.01)	2.19 (1.45–3.31)	3.35 (1.78–6.28)
1 solo farmaco antipertensivo	1.42 (0.94–2.15)	2.00 (1.44–2.77)	1.67 (1.09–2.54)	3.00 (1.71–5.26)
2 farmaci antipertensivi	1.60 (1.06–2.42)	1.88 (1.35–2.62)	2.84 (1.95–4.13)	1.42 (0.67–2.99)
3 o + farmaci antipertensivi	2.48 (1.63–3.77)	2.34 (1.66–3.32)	3.35 (2.28–4.92)	4.62 (2.84–7.51)
Tests for trend	1.33 (1.16–1.52)	1.15 (1.05–1.26)	1.22 (1.06–1.39)	1.10 (0.86–1.40)

Fonte: Howard G.et al Stroke 2015;46:1595-1600

Paradossalmente il rischio di avere un ictus è maggiore quando si prendono 3 farmaci antipertensivi rispetto a quando il paziente non si cura affatto (248% contro 219%).

Inoltre, se curi l'ipertensione con i farmaci riuscendo a ottenere valori di pressione inferiori a 140/90 mmHg, il tuo rischio di avere un ictus non si abbassa fino a tornare ai livelli di una persona non ipertesa, anzi rimane comunque più alto.

Ti senti protetto e sicuro sapendo che, nonostante la tua pressione si mantenga sotto i 140/90 mmHg grazie all'assunzione di una o più medicine, continui ad avere un elevato rischio di ictus?

Riporto le parole del Dr. Howard, autore dello studio:

"You're in as much trouble by the time you are on three medications that achieve excellent control as you are when you have hypertension and it is untreated, which is amazing."[5]

---

[5] ScienceDaily STROKEAHA.115.009128. Epub 2015 May 7
"Blood pressure medications can lead to increased risk of stroke"

"Sei in un grande guaio se assumi 3 antipertensivi per ottenere dei buoni valori di pressione, è come se avessi l'ipertensione e non la stessi curando. Tutto questo è incredibile."

I farmaci ovviamente non vanno né demonizzati, né presi alla leggera come fossero caramelle.

Si utilizza il farmaco quando i pro e i contro sono stati soppesati e il medico e soprattutto il paziente che deve assumerlo ne hanno considerato i preponderanti effetti benefici.

Infatti i farmaci, oltre all'aspetto terapeutico, possono presentare effetti collaterali importanti.

Molte volte per curare questi effetti è necessario somministrare ulteriori medicine, portando così i pazienti nel pericoloso vortice delle multi prescrizioni, caratterizzate da ulteriori effetti collaterali e da interazioni farmacologiche.

Dallo studio scientifico[6] pubblicato su JAMA risulta che gli effetti collaterali dei farmaci siano, nel mondo occidentale, la **4ª causa di morte**.

Ecco una tabella semplificata che riporta gli effetti collaterali degli antipertensivi, suddivisi per classi di farmaci:

---

https://www.sciencedaily.com/releases/2015/05/150529193554.htm

[6]Lazarou J1, Pomeranz BH, Corey PN. *Incidence of adverse drug reactions in hospitalized patients: a meta-analysis of prospective studies.* JAMA. 1998 Apr 15;279(15):1200-5.

Classe di farmaci	Effetti collaterali
diuretici	Eccessiva stanchezza, aumento del colesterolo e dei trigliceridi, crampi muscolari e disfunzione erettile.
β-bloccanti	Stanchezza eccessiva anche per sforzi minimi, mani e piedi freddi, calo del desiderio sessuale, impotenza, crampi, rallentamento eccessivo della frequenza cardiaca, disturbi del sonno, nausea e vomito.
ACE-inibitori e i sartani	Tosse secca, raucedine, aumento del potassio nel sangue, orticaria, angioedema, vertigini, stanchezza eccessiva, disturbi del sonno, cefalea, disturbi gastrointestinali (nausea, vomito, diarrea o costipazione, dolore addominale, bocca secca), rash cutanei e alterazioni del gusto.
calcio-antagonisti	Cefalea (mal di testa), vampate di calore, vertigini, gambe gonfie, sonnolenza e aumento di peso.

In considerazione di ciò, è importante ribadire come i farmaci vadano usati con sapienza e solo se strettamente indispensabile. Soppesare tutti i pro e i contro del trattamento è un atto medico fondamentale.

Quando si ha la necessità di intraprendere un percorso farmacologico è sicuramente opportuno informarsi sul grado di efficacia reale della medicina prescritta al fine di valutare il rapporto tra i presunti benefici e i possibili effetti collaterali del medicinale. È poi essenziale richiedere al medico ulteriori opzioni per il trattamento della propria patologia, oltre alla terapia di natura puramente farmacologica.

Esiste, infatti, una soluzione completamente diversa dall'assunzione di medicinali a cui normalmente non si dà importanza e che invece, agendo alla radice del problema, può assicurare una protezione reale e significativa: Mangiare sano!

Bandire il cibo spazzatura, che provoca la formazione delle placche nei vasi sanguigni, permette di assicurare una reale prevenzione dai rischi connessi all'ipertensione. Una sana alimentazione e un giusto stile di vita inoltre, può davvero far regredire la malattia.[7]

La prevenzione vincente, dunque, la si fa mantenendo un giusto peso, mangiando cibi salutari e praticando una moderata attività fisica, agli orari giusti rispettando la cronobiologia.

---

[7] B Hudson, A Zarifeh, L Young, J E Wells. Patients' expectations of screening and preventive treatments. Ann Fam Med. 2012 Nov-Dec;10(6):495- 502.

L'alimentazione strumento di protezione e cura

Siamo ciò che mangiamo" asseriva L. Feuerbach, noto filosofo tedesco ed Ippocrate recitava "Fa' che il cibo sia la tua medicina e la tua medicina il cibo" e non c'è nulla di più vero.

Per comprendere meglio di cosa parliamo possiamo analizzare l'etimologia della parola dieta, che ha un significato molto più ampio dell'alimentazione.

Dieta dal greco *diaita* significa modo di vivere. Nella medicina greca la dieta, nel senso di modo di vivere volto alla salute, considerava ogni aspetto potesse influire sulla salute: l'alimentazione, l'attività fisica, il sonno, la vita sessuale e il riposo. Quindi il significato originario di dieta corrisponde allo stile di vita e non a un piano alimentare.

L'età contemporanea è caratterizzata da un rivoluzionario cambiamento nell'alimentazione umana, causato dall'ingresso dei processi industriali nella trasformazione degli alimenti e dalla scoperta dei sistemi per la conservazione del cibo (congelamento, surgelamento, liofilizzazione, sotto vuoto, etc).

Se da un lato l'industrializzazione ha permesso una più ampia diffusione dei cibi e la riduzione delle carestie, dall'altro ha fatto emergere le cosiddette "malattie del benessere": diabete, ipertensione, obesità, allergie, che di anno in anno colpiscono sempre più persone.

Un dato preoccupante è che queste malattie insorgono sempre in età più precoce e questo fenomeno è esasperato nella popolazione americana, dove già nei bambini si diagnosticano malattie come ipertensione, obesità e diabete alimentare.

In Italia la situazione non è ancora critica ma purtroppo lo stile di vita americano (*fast food*) sta contagiando negativamente i nostri bambini.

Ma cosa è successo?

1. Innanzitutto i cibi sono mutati in qualità, infatti il processo di raffinazione delle materie prime ha causato e causa un impoverimento delle caratteristiche nutrizionali del cibo.

2. La ricerca del "tutto pronto" è un fattore importante, cotture parziali o totali effettuate dalle industrie, impoveriscono gli alimenti di molte sostanze nutritive. Occorre infatti ricordare che gli alimenti non sono costituiti solo da grassi, proteine o carboidrati, ma contengono tutta una serie di vitamine ed enzimi che spesso si perdono nei processi di produzione e di conservazione.

3. Inoltre, la destagionalizzazione degli alimenti è un altro elemento da considerare, ma come possiamo cercare le fragole o zucchine durante l'inverno se naturalmente si trovano in primavera ed estate!

Oggi si sta addirittura perdendo il senso della stagionalità, i giovani non sanno più quali sono le vere stagioni di maturazione di frutta e verdura.

Ma perché non è salutare mangiare frutta e verdure fuori stagione?

Perché da un lato sono piene di agenti chimici necessari per il loro accrescimento e maturazione e dall'altro, essendo la loro maturazione forzata, non sono ricche di quelle vitamine che normalmente avrebbero.

Analizzando la concentrazione di micronutrienti contenuta nei principali prodotti agricoli tra il 1950 ed oggi è possibile notare una riduzione importante di vitamine, con diminuzioni che possono arrivare fino all' 80%, come per le vitamine del gruppo B presenti nei cereali.

Questa riduzione è dovuta principalmente alle coltivazioni intensive, che impoveriscono i terreni, privandoli di oligoelementi e nutrienti fondamentali per la salute delle piante, e alla raccolta anticipata della frutta e degli ortaggi.

La situazione si complica quando poi vengono utilizzate anche varietà ibride di una specie tradizionale. Nel caso del grano l'ibridazione è servita e serve ad aumentare la produttività, esaltando alcune specifiche proteine che formano il glutine (complesso proteico di prolamine) e forniscono le proprietà viscoelastiche dell'impasto delle farine. Le prolamine (gliadina e glutenina) sono inoltre implicate nella genesi della celiachia, una forma specifica di intolleranza.

Ma perché modificare le proprietà delle farine? Per riuscire ad avere prodotti da forno con specifiche caratteristiche... Analizziamo un esempio.

Tutti conoscono la "rosetta", il pane vuoto all'interno ideale per farsi un buon panino con il prosciutto, ma non tutti sanno che potrebbe nascondere delle insidie. Questo tipo di panino deve avere un impasto molto elastico per sostenere la pressione del gas prodotto durante la lievitazione.

Se non ci fosse questa estrema elasticità il gas riuscirebbe a forare l'impasto, ad uscire e a sgonfiare il panino, che a quel punto non avrebbe le caratteristiche che lo contraddistinguono.

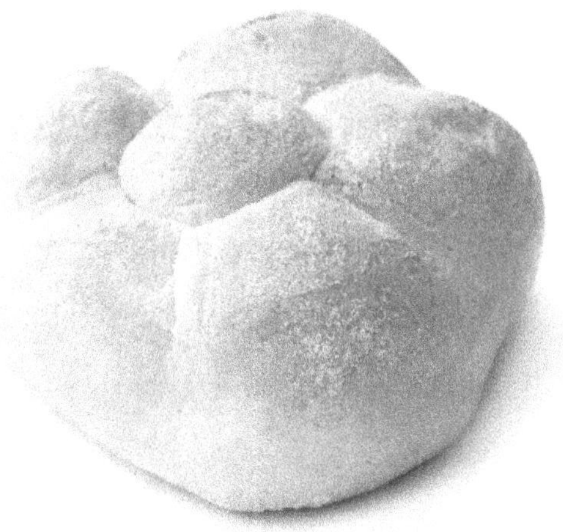

Questa elasticità spesso viene prodotta con l'aiuto dei "miglioratori" del pane, ossia, normalmente si effettua semplicemente aggiungendo ulteriore glutine alla farina normale.

Si intuisce che chi ha problemi con il glutine dovrebbe evitare come la peste questo tipo di panino.

Ma anche io che non sono celiaco, comunque evito.

Tornando ai processi di lavorazione industriale degli alimenti, vi siete mai chiesti come mai la farina è così bianca, dato che la spiga di grano è dorata?!

Il processo di raffinazione della farina è talmente profondo da causare un significativo impoverimento sotto il profilo nutrizionale, infatti si perde ben oltre il 50% di: vitamina B6, Calcio, Potassio, vitamina B1, vitamina B2, vitamina B3, ferro, magnesio e delle fibre.

Simile il processo per il riso bianco, che subisce la brillatura, ed anche per la farina di mais. Questi sono solo alcuni esempi di come la raffinazione abbia cambiato la qualità dei nostri cibi e la nostra alimentazione. L'utilizzo di cibi sempre più raffinati, ricchi di zuccheri e poveri di fibre ha portato ad avere alimenti e snack ad alto indice glicemico, con la conseguente insorgenza di malattie metaboliche/cardiache (obesità, ipertensione, diabete).

Per la prevenzione e la cura di malattie la qualità dei cibi è essenziale. È preferibile cercare sempre e solo **cibi di stagione**, possibilmente **biologici**, a **km ZERO** e non eccessivamente lavorati.

Sulla qualità del prodotto e sulle sue caratteristiche nutrizionali incidono anche i processi di lavorazione e tutto ciò finisce sempre per influenzare il nostro stato di salute.

Per intenderci, facciamo subito un esempio concreto, e parliamo di uno degli alimenti più consumati in Italia: la pasta

Vedremo come processi di lavorazione differenti possono portare a tipi di pasta che hanno effetti differenti sulla nostra salute.

La fase più importante del processo produttivo della pasta è quella dell'essiccazione.

Dopo la trafilatura, la pasta ha un elevato contenuto in acqua che verrà poi ridotta tramite l'essiccatura.

Si possono classificare i metodi di essiccazione in:

- Ciclo lento a bassa temperatura (24-72 ore a temperatura non superiore a 50°C)

- Alta temperatura (circa 8 ore a temperatura non superiore a 80°C

- Altissima temperatura (circa 3 ore a temperature che possono arrivare anche 110 °C)

I 3 metodi vanno ad agire a livello molecolare in maniera differente.

Le alte temperature provocano:

un danno termico alle proteine e alle vitamine,

un'ossidazione delle molecole con effetto di imbrunimento della pasta,

riducono la digeribilità del prodotto,

aumentano il rilascio dei carboidrati (maltotriosio, maltosio e glucosio),

riducono il rilascio degli aminoacidi

Uno studio scientifico pubblicato su Food Chemistry "Spaghetti from durum wheat: effect of drying conditions on heat damage, ultrastructure and *in vitro* digestibility"di Stuknyte et al., ha indagato gli effetti dell'essiccazione a bassa e alta temperatura ed ha mostrato che le proprietà ultrastrutturali, molecolari e di digeribilità (*in vitro)* di spaghetti cotti ottenuti da processi di essiccazione a bassa temperatura (low temperature, LT) e ad alta temperatura (high temperature, HT) si sono modificate.

La digeribilità dei due tipi di pasta è risultata essere differente e tali differenze sono state valutate in termini di rilascio di aminoacidi liberi e zuccheri semplici.

Lo studio ha dimostrato che i due tipi di pasta avevano delle differenti proprietà in termini di digeribilità, relativamente alla velocità di rilascio degli zuccheri semplici e degli aminoacidi.

Infatti, al termine della digestione *in vitro,* si è osservato che gli zuccheri semplici (glucosio, maltotriosio e maltosio) sono stati rilasciati maggiormente con l'essiccazione ad alta temperatura.

Quindi il rilascio di carboidrati con le tecniche ad alta temperatura risulta maggiore e questo per un soggetto iperteso o diabetico è uno svantaggio, in quanto lo stimolo alla secrezione di insulina sarà maggiore.

Perciò è senz'altro più salutare scegliere tipi di pasta con essiccatura lenta e a bassa temperatura che quindi non avrà molecole ossidate e un rilascio più graduale di carboidrati

Inoltre le alte temperature provocano un danno alle proteine che possono essere distrutte o diventare meno biodisponibili. Questo fenomeno riguarda un po' tutti gli aminoacidi, con particolare riguardo alla lisina, la cui biodisponibilità può diminuire anche del 30-40%.

Le aziende che utilizzano l'altissima temperatura per essiccare la pasta, lo fanno per i seguenti vantaggi:

minore tempo di produzione e minori costi,

utilizzo di semole di qualità inferiore (minor costi), perché l'alta temperatura, gelatinizzando la pasta, non la fa scuocere in cottura.

Ho contattato direttamente alcune tra le principali aziende produttrici di pasta chiedendo loro di rispondere ad alcune domande come:

- se ci possono indicare il range di temperature di essiccazione per la pasta lunga e corta;

- se hanno effettuato valutazioni con il metodo della furosina e se ci possono indicare i valori da loro ottenuti;

- se possono indicarci i valori nutrizionali dei loro prodotti.

Il risultato della nostra indagine è stato interessante in quanto ci ha fatto intravedere luci e ombre di questo sistema.

Purtroppo non possiamo scrivere i nomi delle aziende, ma dalle risposte potrete capire chi ha un comportamento corretto e trasperente e chi forse potrebbe avere qualcosa da nascondere.

Ecco cosa ci hanno risposto varie aziende:

Il primo a rispondere è stato xxx che ha dato la seguente risposta:

"Gentile Dr. Raggi,

La ringraziamo per il Suo cortese messaggio del 30 gennaio 2018.

In allegato inviamo gli studi recenti che affrontano il problema del danno termico nella pasta del mercato italiano:

- Nell'articolo di Giannetti (Tecnica Molit 17.01.2017), viene presentato un nuovo approccio per la valutazione della qualità della pasta che si basa sul controllo della Furosina abbinato al profilo aromatico. Gli Autori evidenziano che una pasta per essere di alta qualità deve avere contemporaneamente un'ottima cottura ed un basso danno termico.

- Nell'articolo di Pagani (TM 13-04) è riportata un'indagine sulla qualità della pasta italiana. Fra le paste industriali solamente xxxxxx presenta valori di furosina tipici di una pasta essiccata a bassa temperatura.

- Gli altri articoli si riferiscono ad una ricerca effettuata sulla pasta integrale da parte dell'Università di Milano (DeFENS). È evidente l'elevato indice di furosina e la formazione di AGEs in quasi tutte le paste controllate (50% biologiche) che rappresentano 80% del mercato italiano. xxxxx (campione j) è l'unica pasta che presenta caratteristiche tipiche di una pasta a bassa temperatura.

Da sempre abbiamo la massima attenzione per la qualità. Da anni nel nostro laboratorio controlliamo regolarmente i valori di furosina, che oscillano mediamente fra 150 e 200mg/100g di proteine per la pasta lunga, fra 100 e 150mg/100g di proteine per la pasta corta mentre per il formato nidi di semola siamo sotto 100mg/100g proteine.

La temperatura di essiccazione è un parametro indicativo del modo di lavorare, ma la qualità si misura con gli indicatori di danno termico. Per fare un esempio, essicchiamo la pasta lunga integrale in 18/25 ore a 57°C, per avere valori di furosina inferiori a 200mg/100g di furosina. La pasta di semola a 64/65 °C 18 ore minimo per avere valori simili di furosina.

La nostra pasta oltre al basso danno termico presenta un ottimo comportamento in cottura, caratteristica non facile da ottenere con l'essiccazione a bassa temperatura. Solo l'impiego di grani di ottima qualità (contenuto in proteine e indice di glutine elevato) accanto ad una macinazione che garantisce semola a grossa granulometria e quindi basse rese, permette di ottenere questi risultati.

A partire dagli anni '80 i fornitori di impianti di produzione hanno installato nei pastifici industriali quasi esclusivamente linee ad alta temperatura. Come noto l'essiccazione ad alta temperatura migliora la qualità di cottura della pasta, per cui non è indispensabile utilizzare grani di alta qualità.

Per quanto riguarda i valori nutrizionali dei nostri prodotti, La informiamo che, oltre ad essere riportati sulle confezioni, essi sono consultabili, per ciascun prodotto, anche sul nostro sito xxxxxx

Infine, Le suggeriamo anche un articolo sulla nostra azienda dal titolo xxx 'dietro le quinte' recentemente pubblicato da FOODWEB.

Nella speranza di aver esaudito le Sue richieste, Le porgiamo i nostri più cordiali saluti e migliori auguri per il Suo libro."

Il secondo, in ordine temporale, a risponderci è stato xxx. Ecco la sua email:

"Gent.mo Dr. Raggi,

La ringraziamo per l'informazione e ci scusiamo per il ritardo.

Il nostro obiettivo è da oltre 125 anni di attività assicurare alla Clientela prodotti di altissima qualità: tale obiettivo ha coinvolto tutte le fasi dell'intera filiera produttiva, dall'acquisizione della materia prima sino alla realizzazione, al confezionamento ed alla spedizione della pasta.

In merito alle Sue richieste, riportiamo le seguenti risposte:

1) temperatura min. 75°C - max. 85°C, tempo di permanenza min. 4h - max. 8h pasta corta e min. 12h max - 24h pasta lunga;

2) furosina min. 300 - max. 350 mg/100 g di proteine;

3) valori nutrizionali sono riportati, oltre che sul retro di ogni confezione xxx, sul sito internet www.xxx.it

Restiamo in attesa di un gradito riscontro.

Distinti saluti"

Continuando in ordine temporale, il terzo a risponderci è stato xxx:

"Gentile Dr. Raggi,

nel ringraziarla per l'attenzione rivolta alla nostra azienda, la informiamo che i valori nutrizionali dei nostri prodotti sono presenti in etichetta e può trovarli anche sul nostro sito www.xxx.it .

Per quanto riguarda **le altre informazioni richieste sono informazioni riservate e non possiamo divulgarle**.

Cordiali saluti.

xxx

Customer Care

xxx

Subito dopo c'è stata la risposta di xxx:

"Gentile Sig. Raggi,

La ringraziamo per averci contattato e per l'interesse mostrato nei confronti della nostra azienda.

Abbiamo visionato con interesse la Sua richiesta, tuttavia non siamo in grado di darvi seguito. Per questo tipo di informazioni **dovrebbe contattare direttamente le aziende produttrici.**

RingraziandoLa nuovamente per l'attenzione, porgiamo

Cordiali saluti"

In seguito è arrivata la risposta di xxx:

"Gentile Dottor Raggi,

può trovare i valori nutrizionali dei nostri prodotti sulle relative etichette.

Cordiali saluti,"

xxx:

Gentile Signor Raggi,

abbiamo diversi fornitori di pasta, ma indicativamente le temperature di essiccazione sono di norma al di sotto della soglia dei 90° per le lunghe e quelle a volume (es. orecchiette, farfalle, capellini spezzati, capellini); attorno ai 70° C per i nidi, corte speciali e tranciate.

I valori nutrizionali sono disponibili su qualunque incarto xxx (ne allego uno a caso)

Le analisi delle furosine sono utili per temperature di essiccazione elevate (oltre 100 °C) distanti dai processi di cui parliamo. Le analisi effettuate da xxx vengono effettuate hanno un valore di esclusivo monitoraggio e quindi non rappresentative delle produzioni complessive, ciclicamente controllate dai nostri produttori. Pertanto riteniamo poco utile fornire un dato non rappresentativo che, comunque risulta allineato con le aspettative.

Cordialmente,

Servizio Contattaci xxx.

Come si può ben vedere le risposte ci hanno trasmesso l'idea che qualche produttore vuole tenere questi dati nascosti. Altri produttori, lavorando con maggiore qualità, non hanno mostrato alcuna ritrosia nel fornirli.

Cosa fare a questo punto? Come riconoscere quale pasta è più sicura e sana?

L'unica soluzione è leggere sulle confezioni di pasta se c'è l'indicazione che si tratta di una pasta a lenta essicazione e magari proveniente da grani italiani.

Le altre non ci danno la sicurezza e la trasparenza.

La nostra alimentazione influenza la nostra salute, ma capire come alimentarsi correttamente è diventato una questione piuttosto complessa.

Il problema è che la nutrizione si intreccia con molte altre discipline come l'endocrinologia, la cronobiologia, la lipidomica di membrana, la metagenomica, le tecniche di produzione del cibo, i processi industriali di trasformazione e molto altro ancora.

Questa complessità rende il settore della nutrizione un campo in continua espansione che richiede, al professionista che se ne occupa, una totale dedizione.

Normalmente il cardiologo non ha tempo né dimestichezza in tale settore, ma questa non è sicuramente una colpa quanto piuttosto il frutto dell'espandersi delle conoscenze e della specializzazione che non permette di intendersi di tutto.

Allo stesso tempo lo specialista di medicina preventiva, che si occupa di correggere lo stile di vita, non ha dimestichezza con la strumentazione utilizzata dal cardiologo (eco cuore, test da sforzo, holter cardiaco, etc) e dovrà per forza di cose appoggiarsi al suo collega.

Il futuro è ormai chiaro e un vero lavoro di equipe tra medico cardiologo e lo specialista in medicina preventiva, coordinati dal medico di base è fondamentale per riuscire a studiare la migliore strategia antipertensiva per ciascun paziente iperteso.

Se i due specialisti e il medico di base, in futuro, non riusciranno a lavorare in equipe per la salute del loro paziente, perché come succede spesso, tutto è a compartimenti stagni, allora dovrà essere il paziente stesso a rimboccarsi le maniche per la sua salute, maturando un certo tipo di cultura medica, imparando ad affrontare l'ipertensione rivolgendosi a tutte le figure coinvolte.

<h1 style="text-align:center">ATTENZIONE</h1>

Registrandoti gratuitamente al sito <u>www.ipertensioneok.com/libro</u> potrai accedere a numerose risorse gratuite, tra cui:

✓ la Guida **"Le 10 cose che dovresti sapere prima di scegliere chi curerà la tua ipertensione"**

✓ **Diario della pressione** per monitorare il tuo andamento pressorio

E tanto altro.

Tutti i materiali sono stati studiati da me e dal mio Team Ipertensioneok per aiutarti a ritrovare la serenità e per liberarti dall'ansia legata ai picchi pressori.

Puoi iscriverti anche ai miei canali web:

Gruppo Facebook sull'Ipertensione - <u>https://www.facebook.com/groups/ipertensioneok</u> , dove oltre 8400 ipertesi, supervisionati dal Dr Raggi, si scambiano informazioni e consigli

Canale Youtube – <u>Video sull'ipertensione</u>

L'organo che assorbe il cibo e che pensa come il cervello

L'importanza di un lavoro di equipe tra diversi specialisti e una minima cultura medica del paziente, ai fini della cura e prevenzione di malattie come l'ipertensione, emerge anche dalle influenze che alcuni organi del nostro corpo producono sulle condizioni di salute generali, in conseguenza di una alimentazione non sana. Spieghiamoci meglio.

La dieta odierna è oramai basata prevalentemente su cibi prodotti su scala industriale, provenienti dalla coltivazione di terreni "poveri" ed è il risultato di lavorazioni chimiche che privano gli alimenti delle loro sostanze nutritive. Sappiamo che questi cibi ricchi di conservanti, grassi idrogenati, zuccheri complessi e farine raffinate, sono responsabili dell'aumento delle problematiche metaboliche come obesità, ipertensione, diabete di tipo II, allergie ed infiammazione generalizzata.

Gli studi scientifici che si sono diretti in questa direzione sono riusciti a far luce su alcune cause di malattie di grande rilevanza (come l'ipertensione, il diabete, l'obesità, etc) mettendo in evidenza il ruolo di un organo come l'intestino che fino a qualche decennio fa si pensava fosse coinvolto unicamente nella digestione.

In realtà questa parte del corpo riveste un ruolo fondamentale per la salute individuale, la quale si basa, come già detto, su un'alimentazione sana ma anche sul benessere e sul corretto funzionamento dell'intestino.

Per comprenderne i motivi, andiamo alla scoperta di quest'organo tanto sensibile. L'intestino è collocato nel nostro addome, è lungo circa 7-8 metri e svolge principalmente la funzione di assorbimento dei nutrienti.

La superficie intestinale non è perfettamente liscia, ma è caratterizzata dai villi e dai microvilli che ricoprono la mucosa interna.

Quest'ultima è costituita da una serie di cellule saldamente unite tra loro da giunzioni chiamate *tight juction*, proprio come i mattoni di un muro che sono uniti dal cemento.

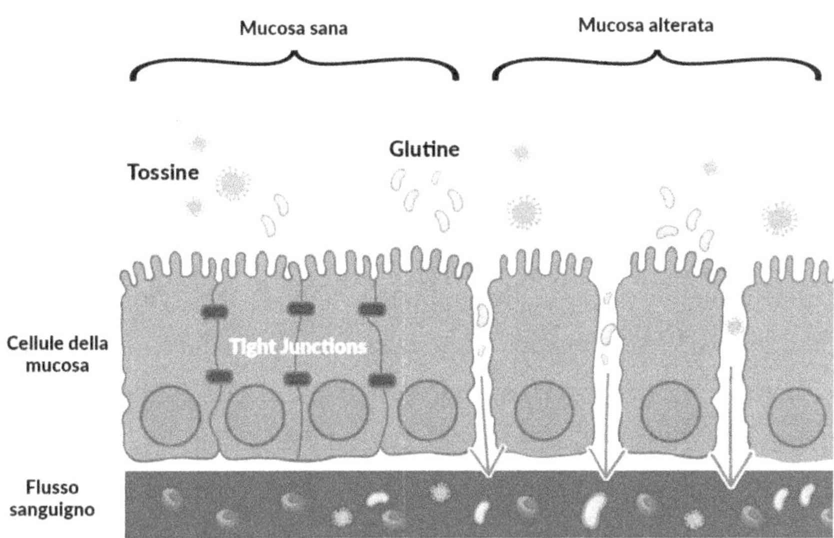

Se queste giunzioni svolgono il loro compito correttamente, le cellule sono ben unite tra di loro e tutto funziona regolarmente.

Quando invece le giunzioni vengono danneggiate come nella leaky gut sindrome, le molecole derivanti dal cibo trovano delle aperture di maggiori dimensioni e possono passare direttamente dentro al torrente circolatorio, generando delle reazioni immunitarie/infiammatorie.

Possiamo quindi dire che l'intestino svolge anche una funzione di filtro, sia del cibo sia delle tossine e dei batteri che sono contenuti negli alimenti.

L'integrità delle tight-junction è fondamentale per la nostra salute, poiché è proprio tramite esse che l'intestino esplica questa difficile funzione di barriera a tutela del nostro corpo.

Più in particolare, il loro lavoro consiste nell'impedire ad alcune tossine e agenti patogeni di superare la barriera intestinale penetrando all'interno del nostro organismo, facendo poi insorgere dei problemi di salute.

In aggiunta a ciò va sottolineato che grazie ad una fitta rete nervosa, composta da più di 100 milioni di neuroni che interagiscono con il cervello cranico, l'intestino influenza il benessere psichico e quello fisico.

Non a caso questa parte essenziale del nostro corpo, con oltre 100 milioni di neuroni, è stato denominato "2° cervello" e, come il cervello cranico, anche questo elabora, ricorda e comunica.

Come avviene la comunicazione?

I neurotrasmettitori legati alle emozioni (rabbia, paura, gioia, etc), gestite dall'amigdala[8], provocano una reazione immediata che sentiamo concentrarsi in particolar modo nella pancia. Ogni emozione genera dunque un riflesso preciso sul nostro intestino. Per fare solo qualche esempio, quando andiamo in vacanza, lo stress determinato dai tanti cambiamenti provoca spesso un blocco temporaneo del sistema; al contrario, quando dobbiamo affrontare un esame o siamo sottoposti ad una valutazione, possiamo sperimentare episodi di dissenteria.

Se il cervello, attraverso le emozioni, comunica con l'intestino, a sua volta l'intestino invia al cervello cranico delle informazioni, tramite dei neurotrasmettitori: sensazione di dolore, spasmo, aumento della sensazione di fame o inibizione della stessa, e così via.

La comunicazione tra il cervello cranico e il cervello addominale è dunque bidirezionale: grazie ai neurotrasmettitori il sistema nervoso intestinale riceve informazioni e ne invia, comunica ed ha memoria di tutto ciò che entra in contatto con esso e delle cosiddette "emozioni viscerali".

In particolare, i neuroni del sistema nervoso intestinale (detto anche

---

8 una parte del cervello a forma di mandorla

Sistema Nervoso Enterico, SNE) sono dislocati lungo tutto il tubo digerente e, tramite una fitta rete di "sensori", riescono a raccogliere importanti informazioni riguardo lo stato della mucosa, la popolazione microbica che vi risiede ed anche il possibile stato infiammatorio dell'intestino stesso.

Il sistema nervoso enterico ha la facoltà di controllare la giusta funzionalità di ogni singolo tratto intestinale, generando risposte che possono promuovere il passaggio del contenuto dell'intestino o risposte che possono bloccarlo.

Inoltre utilizza anche alcuni neurotrasmettitori come Acetilcolina, Dopamina e Adrenalina, identici a quelli utilizzati dal cervello cranico che trasmettono anche le informazioni inerenti lo stato d'animo e le emozioni.

Nelle persone particolarmente ansiose, infatti, aumenti significativi dell'adrenalina nella circolazione, generano una risposta quasi immediata a livello intestinale.

Si spiega così il comportamento del nostro "movimento intestinale" in determinate situazioni che ci inducono preoccupazioni o stress significativi.

Si pensi anche che il cervello addominale è il maggiore responsabile della secrezione della Serotonina, il neurotrasmettitore per eccellenza del benessere, capace di generare anche sensazioni come la sazietà o la nausea.

Ecco spiegato come un'alterazione nella produzione di questa molecola, prodotta fino al 95% proprio dalle cellule intestinali, possa portare ad un cambiamento anche nell'umore delle persone.

Ma c'è dell'altro.

Disordini a livello intestinale generano delle ripercussioni negative a livello del sistema nervoso centrale. Mentre se il nostro intestino sta bene, ed abbiamo una buona regolarità, tutto ciò si rifletterà in modo positivo sul nostro umore quotidiano.

Microbiota e ipertensione

Il Microbiota intestinale è costituito da decine di migliaia di specie batteriche che normalmente riescono a vivere in uno stato di equilibrio. Il microbiota intestinale lavora sempre insieme al nostro sistema immunitario (GALT) mantenendolo in attività.

Si sviluppa nel corso del primo anno di vita, in gran parte grazie alla flora batterica vaginale e retto-anale residente nella madre, con il quale il nascituro entra in contatto diretto durante il parto.

Varia a seconda del tratto di intestino in cui si trova e in base allo specifico pH (parametro che misura l'acidità o la basicità di una soluzione).

Questo esteso "micro-ecosistema" è di vitale importanza, poiché svolge una serie di attività essenziali per il nostro benessere a livello sistemico, come la stimolazione del sistema immunitario, la sintesi di acidi grassi che vanno a nutrire la mucosa intestinale, la funzione di detossificazione, e tanto altro.

 Il microbiota, inoltre, ricopre un ruolo anche nella sintesi di moltissime vitamine che ingeriamo tramite ciò che mangiamo, come quelle del gruppo B o K.

Alcuni recenti studi scientifici hanno evidenziato l'enorme importanza che svolge questo micro-ecosistema e hanno scoperto come la sua alterazione (disbiosi intestinale) sia all'origine di comuni problematiche che possiamo sviluppare nel corso della nostra vita.

Andiamo più nel dettaglio, quando nel tempo si ripetono una serie di errori nelle abitudini alimentari, come alimentazione ricca di grassi idrogenati, zuccheri e farine raffinate, e nell'assunzione di farmaci (antibiotici, protettori dello stomaco), che influiscono anche sul pH dello stomaco, l'equilibrio tra i batteri si può spostare a favore solo di alcuni e questo può portare a conseguenze negative, anche gravi (es: salmonellosi).

L'interesse degli studiosi in questo specifico campo, volto a comprendere il ruolo del microbiota, si è diretto anche verso le malattie a carattere metabolico (obesità, sovrappeso, diabete, ipertensione, etc).

Recenti ricerche scientifiche dimostrano che il microbiota agisce in modo diretto sull'alterazione delle vie metaboliche della persona e sul controllo del peso.

L'obesità grava in modo significativo sulla qualità di vita della persona comportando, tra le altre cose, anche un dispendio energetico eccessivo, a causa di problematiche che si possono sviluppare insieme ad essa, e che rientrano nella definizione di "malattia metabolica cronica" (diabete mellito di tipo II, ipertensione arteriosa, steatosi epatica, infiammazione generalizzata, ecc.).

Tale patologia determina un'alterazione non soltanto della composizione del microbiota intestinale, ma anche della fisiologia di processi come quello della fermentazione, ripercuotendosi nell'asse intestino-cervello con un aumento della sensazione di fame da parte della persona.

Assumendo maggiori quantità di zuccheri e grassi, il fegato tenderà ad accumulare questi composti sotto forma di grasso e se in eccesso il fegato diventerà "steatosico" (grasso) e lo stesso accadrà anche a livello delle cellule adipose (che compongono il nostro tessuto grasso) che metteranno a "scorta" questo eccesso di zuccheri e grassi.

La malattia metabolica (obesità, ipertensione, diabete, infiammazione cronica) aumenterà al contempo la permeabilità intestinale, come un circolo vizioso, interagendo proprio con la parte di DNA che contiene le istruzioni per produrre le tight junction, (il "cemento" che tiene unite le cellule intestinali l'una all'altra), andando a inattivare la loro produzione.

Se le tight juction vengono meno, non si riesce più a distinguere le sostanze che devono passare nel sangue e quelle tossiche che devono restarne fuori, permettendo il passaggio anche di tossine.

Per questo motivo ciò che mangiamo nel corso del tempo e i ripetuti errori nell'alimentazione, portano un po' alla volta ad un'alterazione progressiva di questo equilibrio intestinale.

Oggi l'obesità non può più essere ricondotta soltanto al binomio tra le calorie che assumiamo e il dispendio energetico nel corso della giornata.

Si sta iniziando a pensare a questa malattia, come ad un paradigma ben più complesso che vede interagire più variabili.

Recenti ricerche evidenziano che un uomo obeso o semplicemente in sovrappeso presenta un'alterazione del microbiota intestinale, rispetto ad una persona normopeso. Ciò vuol dire che una persona obesa presenta delle colonie batteriche intestinali diverse da una persona normopeso.

Nello specifico gli studi si sono incentrati nel cercare di scoprire quali tipi di batteri siano coinvolti, confermando che bisogna andare a ricercare la giusta proporzione tra Firmicutes (bacilli, lactobacilli, etc.), e Bacteroidetes.

Nel soggetto normopeso il microbiota intestinale sposta il suo ago della bilancia verso i secondi, mentre in un obeso l'ago della bilancia pesa in maniera significativa sui primi. Comunque gli studi ad oggi condotti hanno scoperto che si può ristabilire un buon equilibrio del micro-ecosistema, migliorando il tipo di alimentazione.

Oltre alla digestione e all'assorbimento del cibo, il microbiota interviene dunque in molti altri processi come nella regolazione dei fenomeni allergici, nel controllo dell'infiammazione, nel mantenimento del giusto peso corporeo e anche nel controllo di problematiche metaboliche/endocrine.

Infatti un lavoro pubblicato su Hypertension (insert number and note at the end of the page …..Khalesi S et al, Hypertension.2014 Jul21.pii: HYPERTENSIONAHA .114.03469) ha evidenziato che l'uso per più di 8 settimane di uno specifico "cocktail" di probiotici era in grado di ridurre significativamente la pressione arteriosa.

Un ulteriore studio pubblicato sulla rivista Microbiome e indicizzato su Biomed central ha evidenziato che i pazienti pre-ipertesi ed ipertesi presentavano un profilo del microbiota differente dai soggetti sani, oltre ad avere un minor numero di specie batteriche rispetto ai soggetti sani.

Negli ipertesi risultavano dominanti i batteri gram-negativi Prevotella e Klebsiella, produttori di endotossine batteriche che attivano il processo di infiammazione.

Negli ipertesi inoltre, oltre alla prevalenza di alcuni microbi ad azione pro-infiammatoria, è stato osservato un impoverimento dei batteri coinvolti nella sintesi e nel trasporto di aminoacidi essenziali (lisina, istidina, leucina e serina), nell' utilizzo degli acidi grassi e dei carboidrati e nel metabolismo delle purine.

Gli effetti finali di questo cambiamento si ripercuotono a livello biochimico con l'innesco di uno stato pro-infiammatorio dei capillari e la diminuzione dell'ossido nitrico che provocano in definitiva un aumento delle resistenze periferiche, l'attivazione del sistema renina-angiotensina e in ultimo l'aumento dei valori pressori.

Ripristinare l'equilibrio nel microbiota (eubiosi) mediante la dieta, lo stile di vita, specifici probiotici (fermenti lattici) è dunque un passo fondamentale sia per la prevenzione sia per il corretto trattamento dell'ipertensione.

In futuro anche il "trapianto" di feci da pazienti sani a soggetti ipertesi, peraltro già in sperimentazione, aprirà probabilmente nuovi scenari terapeutici.

Gli studi sopracitati confermano che l'ipertensione deve essere affrontata considerando molteplici punti di vista, ognuno dei quali ha importanti riflessi che incidono sia nell'approccio diagnostico sia in quello terapeutico.

A differenza di un tempo, oggi, quando si parla di ipertensione, occorre iniziare a valutare aspetti come l'alimentazione, la funzionalità intestinale, il microbiota, senza dimenticare l'infiammazione, la lipidomica di membrana.

Esistono infatti degli esami specifici che permettono di valutare precisamente questi aspetti (la calprotectina per l'infiammazione intestinale, test di lipidomica, test di metagenomica per valutare il microbiota, etc) e che raramente vengono prescritti nelle persone ipertese.

Questi esami, oltre ad un'attenta anamnesi, permettono di rilevare condizioni che, se individuate e trattate correttamente, possono migliorare decisamente le condizioni di salute del paziente iperteso.

Questi esami sono molto specialistici ed è chiaro che richiedono competenze molto diverse da quelle possedute tradizionalmente dal cardiologo.

Ecco perché, come si è detto, ai fini della valutazione di tutti gli aspetti che influiscono sull'ipertensione di un paziente, si rende necessario, anche per gli aspetti diagnostici, un vero lavoro di equipe tra i vari specialisti.

Gli anni di esperienza mi hanno permesso di individuare gli errori che gli ipertesi commettono con maggiore frequenza.

Gli errori in realtà sono molti e ogni persona è un mondo a sé stante, quindi questi 7 errori che sotto riporterò sono soltanto quelli che più frequentemente ho rilevato e che ritengo che vadano evitati. Inizieremo dall'errore numero 7, meno comune fino ad arrivare all'errore nr 1, il più grave e anche più frequente.

Errore 7. sbagliare dosaggio farmaci

Uno degli errori più comuni commesso dalle persone ipertese è sbagliare il dosaggio dei farmaci. Con ciò non si fa riferimento esclusivamente alla posologia (grammi e milligrammi dei farmaci assunti).

È essenziale, per esempio, porre molta attenzione all'orario in cui viene assunto il farmaco antipertensivo e come viene distribuito nell'arco della giornata.

Non si può pensare che assumere la stessa quantità di medicine al mattino o alla sera produca gli stessi effetti sul nostro organismo.

A riguardo occorrerebbe porsi alcune domande:

"Nella mia situazione è meglio prendere il farmaco al mattino o alla sera?"

"In base al mio stato di salute quale farmaco antipertensivo, tra quelli prescritti dal mio medico, dovrei prendere al mattino e quale alla sera?"

"Quale quantità di un determinato farmaco antipertensivo è meglio prendere al mattino e quale quantità alla sera?"

Ovviamente è compito del Medico valutare tutto ciò, una volta esaminata la documentazione clinica del paziente ed effettuata un'anamnesi approfondita.

In particolare, gli strumenti che possono essere di supporto all'attività del Medico in questi casi sono il diario della pressione e l'esame holter pressorio, di cui più avanti avremo modo di parlare nel dettaglio.

Per ora sottolineiamo che entrambi sono utili al Medico per impostare una strategia terapeutica e normalizzare i valori pressori, non solo durante il giorno, ma anche durante l'orario notturno.

In ogni caso sbagliare l'orario di assunzione del farmaco può portare a delle conseguenze spiacevoli perché può determinare una copertura non perfetta nelle 24 ore, lasciando scoperti periodi del mattino, del pomeriggio o della notte.

Ad esempio, assumendo il farmaco solo al mattino, si potrebbero verificare dei picchi di pressione alta la sera, perché il farmaco assunto al mattino funzionerà molto bene al mattino, bene nel pomeriggio, meno bene alla sera, ancora meno di notte. Col passare delle ore, infatti, l'effetto del farmaco antipertensivo si va riducendo, facendo tornare i valori pressori nuovamente alti.

Per scoprire se abbiamo un problema come quello sopra riportato, occorre effettuare degli esami specifici e poi analizzarli con il Medico, al fine di comprendere quale siano il farmaco più appropriato, l'orario più adatto e come sia meglio distribuirlo nell'arco delle 24 ore.

Errore 6. non aver mai effettuato un holter pressorio

Il sesto errore commesso dalla maggior parte dei pazienti ipertesi che personalmente riscontro, è di non aver mai effettuato l'esame holter pressorio.

Insieme al Team di IpertensioneOK ho effettuato un sondaggio su un campione di 694 persone ipertese

ed è risultato che:

355 non l'hanno <u>mai effettuato</u> e nessuno ha fatto capire loro quanto fosse importante,

222 l'hanno effettuato 1-2 volte ma molto tempo fa,

117 lo effettuano ogni anno

Risulta dunque che solo il 17% degli ipertesi da me intervistati effettua regolarmente questo esame importante, mentre il restante 83% non ne ha mai sentito parlare o lo ha effettuato molti anni fa!

Dopo aver constatato questa problematica ho deciso di indagare più a fondo e di ricercare i principali errori commessi dagli ipertesi.

Cerchiamo di comprendere appieno le circostanze in cui emerge l'importanza dell'holter pressorio.

Innanzitutto quando il paziente scopre per la prima volta di essere iperteso, l'effettuazione di questo esame permette di comprendere al meglio l'andamento della pressione nell'arco delle 24 ore e di impostare la terapia in modo scrupoloso.

Invece di programmare in maniera standard il trattamento antipertensivo con un farmaco al mattino, sarebbe opportuno utilizzare l'holter come una sorta di "bussola" che ci consente di scegliere la strada da seguire, il farmaco giusto, gli orari giusti, etc.

L'holter quindi in questo caso servirà al Medico per sapere come distribuire il dosaggio del farmaco antipertensivo in modo da garantire un'adeguata protezione da picchi pressori, sia durante il giorno sia durante la notte.

Un'altra circostanza in cui risulta importante il ruolo dell'holter pressorio è quella della valutazione di una terapia antipertensiva precedente.

In questo caso il Medico prescrive l'esame per comprendere se la strategia di cura antipertensiva (farmacologica e non-farmacologica) che il paziente segue, lo sta effettivamente proteggendo dai picchi pressori in tutte le ore del giorno e della notte.

Spesso, grazie ai dati forniti da questo esame, i Medici si accorgono che il paziente resta scoperto (o poco protetto) in qualche periodo della giornata e riescono a correggere la terapia, garantendo una protezione completa al soggetto ed evitando che la cura imprecisa dell'ipertensione possa causare, un giorno, conseguenze gravi come l'ictus o l'infarto.

Il fatto che il 75% degli ipertesi intervistati abbia dichiarato di non aver effettuato questo esame è un dato disarmante a cui si cerca di porre rimedio con queste pagine, diffondendo le giuste conoscenze mediche che possono essere vitali per chi deve combattere ogni giorno con la pressione alta.

L' holter pressorio per altro è un esame di facile realizzazione e nient'affatto invasivo.

Si tratta solo di avvolgere intorno al braccio un manicotto (simile a quello dello sfigmomanometro, lo strumento che serve a misurare la pressione) il quale è collegato ad un piccolo apparecchio grande come un portafoglio.

Questa sorta di "computerino" registra i valori pressori ogni ora, durante tutto il giorno, e fornisce i dati che servono al Medico per scoprire l'andamento dei valori pressori nell'arco delle 24 ore.

Oltre ad essere facile da eseguire e <u>non è invasivo</u>, l'holter pressorio è anche un esame accessibile a chiunque poiché può essere effettuato, oltre che in ospedale, anche in centri polispecialistici, dal proprio cardiologo e probabilmente anche nella vostra farmacia di fiducia. Pur variando da città a città il prezzo dell'esame si aggira mediamente sui 50 euro.

Errore 5. non sapere se sei dipper o non-dipper

Nel prossimo paragrafo andremo a vedere uno dei motivi che spiega quanto sia importante conoscere l'andamento della pressione durante l'arco delle 24 ore.

Si tratta di un errore che potrebbe avere conseguenze che tutti vorremmo evitare, ciò nonostante la gran parte degli ipertesi lo commetta.

Questo errore, di cui il soggetto iperteso non ha assolutamente cognizione, consiste nel non sapere se si è "dipper" o "non-dipper".

Ma cosa significano questi due termini?

Il soggetto definito dipper è colui che va incontro ad un calo dei valori pressori, durante la notte, intorno al 10-15%.

Essere dipper significa avere un andamento pressorio regolare e naturale, perché il nostro organismo è "programmato" per avere questa diminuzione di circa il 15% dei valori notturni, rispetto a quelli del giorno.

Al contrario, i soggetti non-dipper sono coloro la cui pressione non scende nelle ore notturne, rimanendo uguale ai valori del giorno o addirittura subendo un aumento (reverse dipper).

All'interno dell'organismo dei soggetti non-dipper, evidentemente, qualcosa non sta funzionando nel modo adeguato e la terapia antipertensiva attuata non sta agendo in maniera corretta.

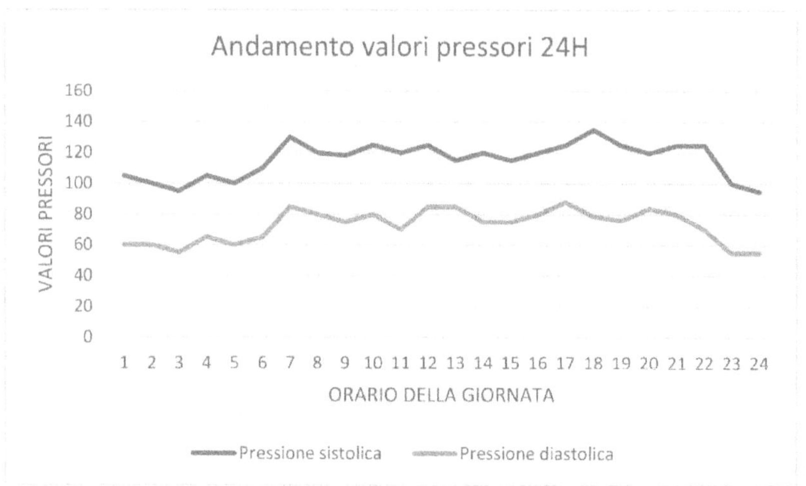

 Se non si è mai sentito parlare di questi due termini è molto probabile che non si sia effettuato l'esame holter pressorio, o che, pur avendolo svolto, non si abbiano ricevute tutte le delucidazioni in maniera chiara e completa.

Andiamo a scoprire il collegamento tra l'esame holter pressorio, di cui abbiamo parlato nel paragrafo precedente, e il termine dipper.

Per sapere se un soggetto iperteso è dipper o non-dipper il Medico deve avvalersi di questo esame.

Come già abbiamo sottolineato, l'holter misura l'andamento della pressione nelle 24 ore e quindi indica anche se durante le ore notturne la pressione scende del 10-15% oppure resta invariata (o addirittura aumenta).

Se il Medico che analizza il referto dell'holter pressorio nota che la pressione del paziente non scende durante le ore della notte, allora significa che questo meccanismo fisiologico si è "inceppato" e occorre intervenire il prima possibile.

Infatti avere la pressione alta di notte è molto più pericoloso che averla alta di giorno e avere un picco pressorio improvviso di notte può portare ad un aumento della probabilità di incorrere in eventi cardiovascolari come l'infarto e l'ictus.

Concludendo, essere dipper risulta fondamentale per mantenere il nostro ritmo pressorio fisiologico e soprattutto per ridurre al minimo la possibilità di incorrere in quegli eventi spiacevoli tanto temuti dagli ipertesi.

Errore 4. fare attività fisica medio-intensa di sera

Quante volte ti hanno detto che se hai la pressione alta devi fare attività fisica?

Siamo portati a pensare che fare attività fisica faccia sempre bene. Lo consigliano tutti.

Ma è sempre corretto dare questo suggerimento in maniera così generica?

Sapevi che un atleta professionista se ha la pressione alta non ben controllata non riceve il certificato per praticare il suo sport?

Potrebbe avere un forte picco pressorio durante l'attività fisica e procurarsi un infarto o un ictus.

Mi sono capitati pazienti ipertesi che anche durante una gara di go-kart ad un certo punto hanno visto tutto "bianco" e sono andati fuori pista perché avevano avuto un forte picco pressorio dovuto alla scarica di adrenalina, noradrealina e cortisolo che normalmente si produce durante la pratica di uno sport che comporta un certo impegno fisico o mentale.

Fortunatamente in quel caso si è risolto tutto per il meglio, ma non è bene scherzare con il fuoco.

Quindi se sei un atleta professionista e iperteso si presta molta attenzione a questi aspetti.

I medici dello sport fanno giustamente molta attenzione a rilasciare i loro certificati, in quanto, a livello medico legale, una tale imprudenza gli potrebbe costare cara.

Ma tu che probabilmente non sei un atleta professionista?

Puoi fare tutta l'attività fisica che vuoi andando incontro a potenziali rischi. Ho visto poche prescrizioni per i normali ipertesi che indicassero cosa fare, cosa non fare, come e quando.

Fai un controllo tu stesso e verifica se nelle prescrizioni che hai ricevuto ci sono delle generiche indicazioni tipo:

- fare attività fisica

- fare attività fisica aerobica

Una prescrizione siffatta può essere causa di seri danni, dovuta ad una mal interpretazione da parte del paziente, che può essere indotto a credere di poter fare qualsiasi tipo di attività, a qualsiasi ora e in qualsiasi condizione.

Se un atleta ha un infarto a causa di una prescrizione scorretta del medico dello sport è una disgrazia per il primo e guai seri per il dottore.

Se un qualsiasi altro medico ti prescrive "attività motoria aerobica" e tu da iperteso la pratichi senza sapere né come, né quando farla e ti viene un infarto proprio durante la tua "garetta del sabato sera", di solito l'unico che ci rimette sei solo tu.

In questi casi nessun medico è mai stato denunciato.

Ecco dunque ulteriore riprova che un lavoro di equipe è fondamentale per fornire il miglior trattamento alla persona ipertesa. Dunque anche il medico dello sport, quando necessario, dovrebbe essere consultato.

Nel tempo sicuramente la situazione generale migliorerà, attualmente posso dire per esperienza personale che anno dopo anno riesco a collaborare proficuamente con sempre un maggior numero di colleghi cardiologi e medici dello sport e questo ha avuto 2 risvolti positivi:

1. per il paziente che riceve una strategia terapeutica antipertensiva a 360° di tipo farmacologico e non-farmacologico con un ottimo controllo pressorio

2. per noi medici che lavorando in equipe possiamo confrontarci, lavorare con maggiore serenità poiché ognuno si occupa solo di ciò di cui è veramente competente ma soprattutto perché siamo più gratificati dai pazienti ipertesi che hanno risultati ottimali.

Oramai è chiaro che fare attività fisica è una questione seria ed ha effetti marcati sia nel bene sia nel male riguardo alla salute e l'iperteso non si può permettere il lusso di fare questo tipo di errori.

Quindi, quando e quanta attività fisica fare?

Ancora...

Quale tipo di attività fisica occorre fare?

Chiariamo questo punto: la relazione tra ipertensione e attività fisica perché la questione è molto più complessa di quanto possa apparire.

Infatti il quadro clinico del paziente è sempre diverso, così come le possibili patologie di cui soffre e le terapie a cui si sta già sottoponendo.

Facciamo l'esempio di un soggetto iperteso cardiopatico. Come è facile capire, in questa situazione non potrà fare attività fisica con la stessa intensità di un iperteso non cardiopatico.

Sarà dunque necessario porsi altre importanti domande:

Che tipo di attività fisica prediligere?

È preferibile uno sport di intensità o di resistenza?

In quale orario è preferibile fare attività fisica?

Con quale intensità e durata?

Che cosa sarebbe meglio mangiare prima e dopo l'allenamento?

Di quali malattie soffre il soggetto?

Quali farmaci sta assumendo?

Come puoi constatare, c'è una consistente differenza tra suggerire genericamente di fare attività fisica e porsi delle domande dettagliate come queste, per analizzare in modo scrupoloso il quadro clinico di una persona.

L'aspetto più critico è anche il più sottovalutato: l'orario in cui si svolge l'attività fisica.

Quasi tutti scelgono di fare attività fisica di sera, non sapendo a cosa vanno incontro, perché di giorno sono occupati dal lavoro e dalle altre attività.

Il problema, però, è che il nostro organismo non è concepito per fare attività fisica medio-intensa di sera. Il motivo è che la sera l'organismo si prepara al riposo notturno, necessario per "ricaricare le batterie".

Quanto segue descrive ciò che dovrebbe avvenire normalmente.

Quando la luce del giorno diminuisce, l'occhio invia un segnale al cervello, il quale inizia a regolare la produzione di ormoni tra cui cortisolo, noradrenalina e adrenalina.

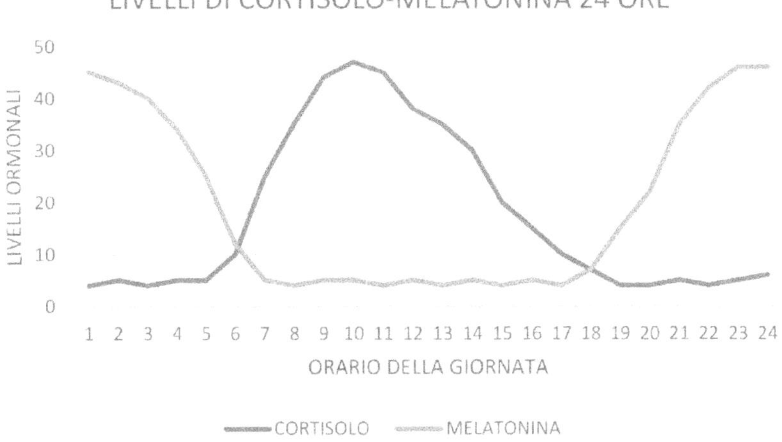

Progressivamente i livelli di questi ormoni diminuiscono lasciando spazio a Melatonina e GH che hanno un effetto rilassante, abbassano la temperatura corporea e la pressione arteriosa. In poche parole, l'organismo di sera si prepara piano piano al suo "spegnimento", necessario per avere un completo riposo, ricaricare le "batterie" e tornare poi ad affrontare la nuova giornata che ci attende.

Fare attività fisica di sera, mediamente dopo le 19, altera proprio questo processo.

Viene stravolto il ritmo fisiologico degli ormoni perché l'attività fisica, come ho già spiegato, produce cortisolo, adrenalina e noradrenalina. Questi ormoni inibiscono la produzione di altri ormoni necessari a indurre lo "spegnimento" e il riposo.

L'adrenalina prodotta durante l'attività fisica rimane in circolo nel sangue e spesso determina difficoltà ad addormentarsi.

Ti è mai capitato?

Alterare il sonno è un grave errore, anzi uno degli errori più grandi che si possa fare.

Per questo ulteriore motivo occorre fare attenzione quando si riceve il consiglio generico "fai attività fisica".

Quindi quando è meglio fare attività fisica?

Indicativamente si dovrebbe interrompere l'attività sportiva fino a 3 ore prima di andare a dormire. Sarebbe meglio concentrare gli allenamenti nella fascia oraria compresa tra la prima mattina e metà pomeriggio.

Mentre se vogliamo fare attività la sera, è necessario scegliere un'attività più "dolce" come: Yoga, stretching, passeggiate, ballo (chiaramente non in discoteca) o nuoto a ritmo lento.

Inoltre, fare attività fisica la sera può creare problemi di alimentazione perché, spesso, si arriva a casa stanchi e affamati, magari con poco tempo a disposizione per cucinare. Ecco che la corretta alimentazione potrebbe risentirne, con una sorta di "effetto collaterale" dell'aver fatto sport all'orario sbagliato.

Fare attività fisica di sera è doppiamente sbagliato perché come abbiamo già avuto modo di specificare, di notte la pressione arteriosa deve addirittura scendere.

Non va quindi aumentata a causa dell'adrenalina e del cortisolo che mettiamo in circolo con l'attività fisica.

Se ricordate nelle ore notturne la pressione dovrebbe essere più bassa rispetto al resto della giornata di almeno il 10–15%.

Occorre ricordare che i picchi pressori notturni sono molto più pericolosi rispetto a quelli diurni (giorno).

Fare attività fisica di sera significherebbe rischiare di rompere questo equilibrio, con un aumento pressorio nel momento più sbagliato.

Siamo giunti ora agli ultimi 3 errori che spesso le persone ipertese commettono, senza volerlo.

Errore 3. affidarsi a rimedi naturali che possono nascondere dei rischi

Molti integratori alimentari hanno importanti effetti benefici sulla salute e sempre più persone che soffrono di ipertensione stanno iniziando ad assumerne.

Alcuni dei più utilizzati da chi soffre di pressione alta sono l'olio di krill, il magnesio, il coenzima Q10 e l'olio di fegato di merluzzo in capsule. Inoltre vengono spesso utilizzati i cosiddetti "superfood", dei cibi che hanno importanti effetti antiossidanti come il succo di noni, la curcuma, lo zenzero e i semi di lino.

Fatta questa doverosa premessa, passiamo a chiarire in che consiste l'errore che molte persone commettono in questo caso.

Gli integratori naturali non sono affatto privi di effetti collaterali e la parola "naturale" non deve farci credere che possiamo assumerne senza criterio.

Addirittura, in alcuni casi, l'assunzione di molti integratori naturali potrebbe essere controproducente e rischiosa.

Come sempre, ogni caso va analizzato in maniera specialistica e personalizzata, tenendo presenti le numerose interazioni che esistono nel campo degli integratori.

In particolare mi riferisco a 2 tipologie di interazioni:

1. l'interazione tra gli integratori e i farmaci che si assumono

2. l'interazione tra l'integratore naturale e una malattia di cui si soffre

Nel primo caso possiamo fare l'esempio di integratori naturali a base di aglio, di cui conosciamo l'effetto antipertensivo e che consente una maggiore fluidità del sangue.

Proprio per questo motivo, potrebbe andare ad interagire con farmaci anticoagulanti e farmaci antiaggreganti.

Per cui occorre che il Medico analizzi in modo scrupoloso la situazione e valuti l'opportunità o meno di associare questi due prodotti (integratori e farmaci) al fine di evitare pericolose emorragie.

Riguardo al secondo tipo di interazione possiamo riferirci al caso della curcuma.

Ultimamente si sente sempre più spesso esaltare le proprietà "curative" di "superfood" e vari programmi televisivi, giornali e notizie online promuovono l'utilizzo in tutti gli ambiti della Curcuma, la famosa spezia gialla.

Effettivamente si tratta di un alimento che può essere adatto anche a chi soffre di ipertensione, tuttavia dobbiamo sempre tener presente che le persone non sono tutte uguali.

Ognuno di noi ha delle malattie, ha delle caratteristiche personali, assume dei farmaci specifici e compie i propri errori nell'alimentazione. Tutti questi fattori devono essere tenuti in considerazione prima di dare consigli generici sugli alimenti come la curcuma.

Spesso tali suggerimenti generici, oltre ad essere poco efficaci, possono risultare controproducenti.

Esistono persone ipertese che seguendo consigli altrui, o volendo curarsi con il "fai da te", decidono di assumere la curcuma per abbassare la pressione.

Però purtroppo possono andare incontro a problemi di cui non sono consapevoli.

Purtroppo la curcuma è "coleretica".

Questo significa che fa contrarre la colecisti e, se dentro alla colecisti c'è un calcolo, questo viene "spinto" dentro i canali biliari, provocando la loro ostruzione. Questo scatena la cosiddetta colica biliare. Con la colica biliare, ovviamente, si può finire al pronto soccorso in preda ai dolori lancinanti.

Se assumi la curcuma e avverti un certo disagio addominale ti conviene sospenderla immediatamente e magari con un'ecografia addominale potresti diagnosticare dei calcoli proprio alla colecisti.

Alcune diagnosi di calcoli alla colecisti le ho fatte proprio in questo modo.

Occorre fare sempre molta attenzione ai rimedi "fai da te" perché possono nascondere delle insidie che lo specialista sa individuare facendo evitare agli ipertesi rischi e potenziali pericoli.

Infatti, prima di elaborare una dieta antipertensiva personalizzata, occorrerebbe sempre sottoporre i pazienti ad una visita e anamnesi accurata.

Nel caso della curcuma, ad esempio, il Medico dovrebbe chiedere al paziente, tra le altre cose, se soffre di calcoli alla colecisti.

Ora che abbiamo scoperto le insidie nascoste negli integratori naturali, possiamo passare all' errore n°2.

Errore 2. non compilare correttamente il diario della pressione

Compilare il diario della pressione e accorgersi subito che qualcosa sta andando "storto" permette di individuare precocemente una pressione che inizia ad alzarsi pericolosamente.

Inoltre i dati raccolti nel diario possono essere comunicati al medico per una valutazione dell'efficacia delle strategie antipertensive.

Spesso le persone credono che sia complicato tenere un diario dei valori pressori e ne sottovalutano la sua importanza.

Tuttavia in base alla mia esperienza ho riscontrato che, in molti casi, le persone che tenevano correttamente un diario della loro pressione erano quelle la cui salute destava meno preoccupazioni.

Tenere correttamente il diario non è difficile, è importante tenere a mente tre punti fondamentali per non vanificare i dati raccolti dopo ogni misurazione.

1. misurare la pressione sia al mattino sia alla sera

2. misurare la pressione sempre allo stesso orario

3. misurare la pressione sempre nelle stesse condizioni fisiche

Un errore molto comune è quello di misurare la pressione solo durante le ore diurne (giorno), ma come abbiamo già avuto modo di approfondire, è addirittura più importante conoscere i valori pressori serali e notturni.

Perciò è fondamentale conoscere i valori pressori sia del giorno sia della notte effettuando due misurazioni, al mattino e alla sera.

La stessa importanza la ricopre ciò che ho scritto nel punto 2, ossia che occorre misurare la pressione sempre allo stesso orario.

Questo significa che è bene procedere alle misurazioni ad orari prestabiliti, magari alle ore 8 del mattino e alle 20 di sera.

In questo modo si avranno delle misurazioni standardizzate che potranno essere confrontate l'una con l'altra, giorno dopo giorno.

Inoltre è molto importante misurare la pressione sempre nelle stesse condizioni fisiche, per non alterare i dati raccolti, poiché la quantità e le tipologie di cibi che mangiamo influiscono sulla pressione arteriosa.

Quindi ad esempio si può misurare la pressione sempre prima di colazione e sempre prima di cena.

Misurare la pressione al mattino e alla sera, sempre nelle stesse condizioni fisiche e sempre allo stesso orario, ci permette di standardizzare le misurazioni e di poterle confrontare tra loro.

Semplicemente osservando il diario si potrà valutare a colpo d'occhio se la pressione è stabile o se sta aumentando.

Puoi anche scaricare il nostro modello di diario della pressione dal sito www.ipertensioneok.com/libro che ti permetterà di visualizzare graficamente l'andamento della pressione nel corso del tempo

Errore 1. curarsi solo con i farmaci trascurando la correzione dello stile di vita

Questo errore è quello che **mette più a rischio gli ipertesi** e allo stesso tempo è anche quello più comunemente commesso.

L'errore N°1 che commettono moltissime persone ipertese, involontariamente, è curare l'ipertensione arteriosa solo con i farmaci.

L'ipertensione è il principale fattore di rischio cardiovascolare e nel lungo periodo, se non correttamente trattata, può causare infarto miocardico, ictus, insufficienza cardiaca, retinopatia e insufficienza renale.

Quello che la maggioranza delle persone non sa è che esiste un documento ufficiale redatto dalle maggiori società scientifiche internazionali: le linee guida sul trattamento dell'ipertensione.

Come sostengono le **linee guida** per il trattamento dell'ipertensione della Società Europea di Cardiologia: **"La correzione dello stile di vita è la pietra miliare della prevenzione e del trattamento dell'ipertensione"**.

Le Linee Guida Europee stabiliscono come dovrebbe essere affrontata l'ipertensione e il primo step per curare la pressione alta è la correzione dello stile di vita.

I **farmaci** sono ovviamente **parte integrante** del trattamento dell'ipertensione ma rappresentano solo il secondo step, quindi non si può pensare di curare la pressione alta aggirando il primo e più importante step: la correzione dello stile di vita.

L'aumento dei valori pressori oltre la norma è causato da una serie di meccanismi che danneggiano la nostra salute. Possiamo immaginarli come degli "INGRANAGGI" che ruotando danneggiano il nostro organismo, facendo inizialmente salire la pressione e poi se continuano a "girare", i danni aumentano e si può arrivare all' ictus e all'infarto.

Cosa sono questi "ingranaggi"? Sono molti ma qui indichiamo i principali:

- l'alimentazione scorretta;

- la sedentarietà

- lo stress;

- il fumo;

- l'alcool

Ognuno ha i suoi "ingranaggi" e questi girando provocano danni.

Questi ingranaggi, dopo un po' che girano, inducono un aumento della pressione arteriosa. Continuando a girare, possono portare a ictus, infarto, malattie renali e ad altre problematiche, tutte potenzialmente gravi e fatali per il paziente.

Siccome questi ingranaggi sono i reali responsabili di questa problematica, come raccomandano le linee guida europee, occorre rallentarli o fermarli.

Perché le linee guida mettono i farmaci al secondo posto?

Perché in realtà i farmaci sono come una "coperta" sopra agli ingranaggi e sotto la coperta gli ingranaggi possono anche continuare a girare e a fare danni all'organismo. Per comprendere meglio questo aspetto ti faccio delle domande.

Se sbagli e mangi scorrettamente...il farmaco antipertensivo che stai assumendo può risolvere questa situazione? Riesce a correggerla?

O se non fai attività fisica, il farmaco riesce a risolvere il problema della sedentarietà?

Ti sarai risposto da solo, quindi anche sotto alla coperta del farmaco, se commetti errori nel tuo stile di vita, gli ingranaggi continuano a girare e a danneggiare il tuo organismo.

Come correggere lo stile di vita?

Le raccomandazioni generiche del tipo "non fumare", "mangia sano", "fai attività fisica" sono ormai conosciute da tutti e giunti a questa parte del libro sarà ormai chiaro che non sono sufficienti e a volte possono anche portare a risultati negativi.

Ricevo prevalentemente 2 tipologie di pazienti:

1. quelli a cui il cardiologo ha prescritto semplicemente "Dieta ipocalorica e iposodica" e specifici farmaci antipertensivi

2. quelli a cui il cardiologo ha prescritto "correzione personalizzata dello stile di vita" + specifici farmaci

Giustamente nel secondo caso il collega cardiologo invia la persona ad un altro medico specialista per una precisa correzione dello stile di vita, questo perché ogni specialità medica ha le sue competenze e non altre.

Cosi come d'altro canto uno specialista di Medicina Preventiva non si metterà sicuramente a fare Ecocardiogrammi o test ecg sotto sforzo, ma invierà le persone ad effettuare i controlli dal collega cardiologo.

A questo punto illustriamo la maniera corretta di correggere lo stile di vita, senza dover per forza stravolgere le proprie abitudini in maniera brusca.

Il principio è questo: occorrono correzioni specialistiche e personalizzate.

Il medico deve essere in grado di valutare il quadro complessivo del paziente.

Di quali patologie soffre?

Sta seguendo una terapia con farmaci antipertensivi? A che ora li assume?

Quali sono le sue abitudini alimentari?

Queste sono solo alcune domande da porsi prima di dare un qualsiasi consiglio sulla correzione degli stili di vita.

In questo modo si possono avere vantaggi non soltanto per la pressione ma anche per la salute generale.

Quali sono, in conclusione, i passi fondamentali da compiere?

Senza dubbio il primo passo è individuare precisamente tutti gli "ingranaggi personali" che stanno danneggiando la salute dell'iperteso e che stanno innalzando la sua pressione.

Poi bisogna studiare tutte le strategie terapeutiche adatte per fermare o rallentare questi "ingranaggi".

Ogni persona ha la sua storia, le sue problematiche, i suoi gusti e commette i suoi errori per cui per correggere lo stile di vita e farsì che la persona lo segua nel tempo può derivare soltanto da un'attenta **personalizzazione**.

ATTENZIONE

Registrandoti gratuitamente al sito www.ipertensioneok.com/libro potrai accedere a numerose risorse gratuite, tra cui:

✓ la Guida "**Le 10 cose che dovresti sapere prima di scegliere chi curerà la tua ipertensione**"

✓ **Diario della pressione** per monitorare il tuo andamento pressorio

E tanto altro.

Tutti i materiali sono stati studiati da me e dal mio Team Ipertensioneok per aiutarti a ritrovare la serenità e per liberarti dall'ansia legata ai picchi pressori.

Puoi iscriverti anche ai miei canali web:

Gruppo Facebook sull'Ipertensione - https://www.facebook.com/groups/ipertensioneok , dove oltre 8400 ipertesi, supervisionati dal Dr Raggi, si scambiano informazioni e consigli

Canale YouTube – Video sull'ipertensione

Bene, ora hai maggiori informazioni relative all'ipertensione e al suo mondo.

A questo punto è arrivato il momento di decidere se continuare a curarti:

- solo con i farmaci;

- con i farmaci e seguendo i classici consigli che conoscono tutti sul corretto stile di vita (non fumare, non bere, pochi grassi, etc);

- scegliendo di cambiare il tuo stile di vita seguendo consigli precisi, pratici, frutto degli ultimi studi scientifici in ambito medico/nutrizionale, associati quando necessario a farmaci, ad esercizi per la gestione dello stress e ad una corretta attività fisica.

Se propendi per le prime due soluzioni resterai sbalordito leggendo le prossime pagine; se reputi più consona a te la terza scelta ti consiglio di leggere molto attentamente ciò che segue perché stai per ricevere delle ottime notizie!

Ti parlerò del Metodo IpertensioneOK sviluppato per curare la pressione alta principalmente correggendo lo stile di vita e che generalmente non richiede l'aggiunta di alcun farmaco antipertensivo. Se dunque l'ipertensione sta diventando un peso non più sostenibile, non devi per forza continuare a conviverci. Percorrere una strada differente potrebbe essere la soluzione.

La correzione dello stile di vita e un'alimentazione corretta sono i punti cardine del mio Metodo. Quando è necessario vengono introdotte specifiche tecniche o tecnologie.

Il Metodo IpertensioneOK prevede:

- ✓ correzione personalizzata dello stile di vita e dieta specifica;

- ✓ integratori alimentari;

- ✓ tecniche per gestione dello stress,

- ✓ utilizzo di tecnologie

A chi potrebbe essere consigliato IpertensioneOK?

A tutti i pazienti ipertesi che:

- stanno curando l'ipertensione unicamente con i farmaci senza aver corretto minimamente lo stile di vita;

- manifestano crisi ipertensive che non riescono a gestire

- hanno una pressione "ballerina" e non ben controllata nelle 24 ore (giorno e notte);

- assumono antipertensivi che non risultano efficaci nel controllare in modo ottimale la pressione (ipertensione resistente);

- Presentano gli effetti collaterali degli antipertensivi che non riescono più a gestire (stanchezza, gambe gonfie, impotenza, etc).

- Hanno appena scoperto di avere i valori pressori alti

Quali sono i benefici del metodo IpertensioneOK?

Il primo e più importante beneficio offerto del Metodo IpertensioneOK è quello di conseguire una **reale ed efficace protezione** grazie alla correzione dello stile di vita, che corrisponde al I pilastro del Metodo.

È molto probabile che tu abbia assunto finora esclusivamente i farmaci antipertensivi con la convinzione di avere una protezione dalle complicanze dell'ipertensione molto alta o addirittura vicina al 100%. Ora sai che per essere veramente protetto devi andare alla radice del problema e correggere anche il tuo stile di vita!

Il secondo beneficio offerto dal metodo IpertensioneOK è che potrai ritrovare la serenità in tempi brevi.

Normalmente riusciamo a correggere i valori pressori entro 3 settimane, poi le persone seguono soltanto dei principi di buona alimentazione. Diete molto ferree, in cui bisogna pesare tutti i cibi, non rientrano minimamente in questo metodo.

Voglio precisare che per correggere lo stile di vita, non occorre seguire esclusivamente il mio metodo, ma sarà sufficiente rivolgersi a qualsiasi medico che abbia buone competente in materia.

Il vantaggio di IpertensioneOK è di essere un sistema strutturato e che considera il paziente da molteplici punti di vista come verrà illustrato nelle prossime pagine.

In cosa consiste il Metodo IpertensioneOK?

Il Metodo IpertensioneOK per il trattamento dell'ipertensione arteriosa si basa su 4 pilastri:

1. la correzione personalizzata dello stile di vita e l'individuazione di una dieta specifica;

2. gli integratori alimentari;

3. esercizi per il rilassamento psico-fisico

4. eventuale utilizzo di tecnologie medicali;

1 – CORREZIONE DELLO STILE DI VITA

Come avrai capito, non ti dirò di non bere, non fumare e non mangiare grassi. Queste sono cose che sanno già tutti!

Ci serviremo invece delle più recenti scoperte della medicina preventiva per applicarle al tuo caso specifico. Facciamo un esempio per intenderci meglio.

Nella rivista scientifica "Hypertension", una tra le più importanti del settore, sono stati pubblicati i dati di una recente ricerca che ha mostrato i potenti effetti antipertensivi di uno specifico alimento.

Questo studio è stato condotto in modo rigoroso, proprio come avviene nella ricerca sui farmaci; è stato effettuato un confronto in doppio cieco con il placebo, una randomizzazione dei dati e il controllo.

Di quale alimento si tratta?

Il potente effetto antipertensivo è svolto dai **semi di lino.** È un alimento poco conosciuto, spesso ignorato dagli stessi medici!

I semi di lino contengono omega 3 a catena corta, lignani e fibre. Alcune varietà arrivano a contenere fino al 70% di omega 3, molto utili per i pazienti con problematiche cardiovascolari.

Lo scopo dello studio era quello di verificare se una supplementazione di semi di lino per un periodo di 6 mesi potesse avere effetti positivi sui valori pressori.

Pensa che un farmaco calcio-antagonista molto potente come l'amlodipina riesce a ridurre la pressione massima di 12 punti e la minima di 7, comportando però effetti collaterali e interazioni farmacologiche.

Dalla ricerca è emerso che i semi di lino riescono invece ad abbassare la pressione massima di 15 punti e quella minima di 7 punti e hanno anche un buon sapore!

Il Dr. Rodriguez, autore dello studio, afferma:

"Flaxseed induced one of the most potent antihypertensive effects achieved by a dietary intervention"[9]

Come utilizzare i semi di lino? Quale dosaggio?

La ricerca del Prof. Rodriguez ha misurato effetti antipertensivi utilizzando 30 grammi/giorno di semi di lino, che corrispondono a circa 3 cucchiai.

Questi semi vanno assunti correttamente altrimenti si rischia di perderne tutte le loro proprietà. Vanno utilizzati interi e non come farina o come olio e vanno masticati o al limite frullati al momento.

La farina, essendo stata preparata da tempo, è stata esposta all'aria e ai fenomeni ossidativi, e questi hanno giustappunto "ossidato" gli omega 3, rendendoli addirittura dannosi e responsabili di un invecchiamento cellulare.

Lo stesso vale per l'olio di lino che è molto sensibile all'ossidazione e che se non viene mantenuto in frigo e al riparo dalla luce dal momento in cui

---

[9]"I semi di lino hanno prodotto uno dei più **potenti effetti antipertensivi** ottenuti con un intervento sulla dieta."

viene prodotto, trasportato, venduto e consumato, molto probabilmente sarà tutto ossidato e tutt'altro che salutare. A volte per produrre l'olio invece vengono utilizzate varietà di semi di lino (come la Linola) con un bassissimo contenuto di omega 3 (acido linoleico) pari a circa il 3%, che quindi sono meno suscettibili all'ossidazione, ma che hanno un contenuto di omega 3 insignificante.

Proprio per queste caratteristiche, generalmente non consiglio l'utilizzo dell'olio di semi di lino né a crudo né tanto meno per friggere.

Consiglio frequentemente agli ipertesi di consumare i semi di lino interi, in quanto sono protetti da tutti i fenomeni ossidativi grazie alla loro cuticola esterna.

Proprio perché questa cuticola li protegge, per estrarre gli omega 3, li dovremo masticare molto bene, perché se assunti integri e non frantumanti dalla masticazione, il nostro organismo non riuscirà ad assorbire questi preziosi elementi.

Assumerli interi e non frantumati, invece, servirà a regolarizzare le funzioni intestinali. Un tempo per favorire il transito intestinale, si lasciavano i semi di lino in ammollo in un bicchiere d'acqua per tutta la notte e poi la si beveva al mattino. I semi di lino durante la notte rilasciano una sorta di mucillagine che quando viene bevuta, va a "lubrificare" il nostro intestino, favorendo la normale peristalsi.

I semi di lino si possono assumere così come sono oppure possono essere aggiunti a bevande o cibi. Ad esempio possono condire e arricchire insalate, minestre, yogurt, kefir e, come impanatura, le verdure il pesce e la carne.

Nonostante i semi di lino siano molto sicuri, occorre precisare che in alcune situazioni è necessario un parere medico, come in questi casi: gravidanza, diverticolosi, sindrome del colon irritabile, patologie degenerative, assunzione di farmaci antidiabetici, anticoagulanti e antiaggreganti.

Assumendo i semi di lino nelle modalità e nelle dosi consigliate si potrà ottenere una riduzione dei valori pressori. Questa singola modifica dietetica è molto potente ma necessita di un lungo periodo (mesi) per avere effetto e a volte questo potrà non essere sufficiente, perché magari la tua pressione raggiunge valori veramente alti oppure perché hai bisogno di una correzione in tempi più brevi.

In questi casi, non scoraggiarti, si può raggiungere sempre un buon valore di pressione, ma sicuramente sarà necessario qualcosa in più di una singola modifica dietetica.

Ricevo molti ipertesi con valori superiori a 170/100 e riusciamo a soddisfare anche le loro esigenze. In questi casi occorre però una completa e precisa correzione dello stile di vita.

I consigli dietetici

Il Metodo IpertensioneOK consiste di una dieta "fatta su misura", della durata media di tre settimane, che viene personalizzata in base alle tue problematiche (malattie, assunzione di farmaci), ai tuoi gusti personali e a una visita medica che potrà evidenziare eventuali carenze di vitamine, minerali e quant'altro.

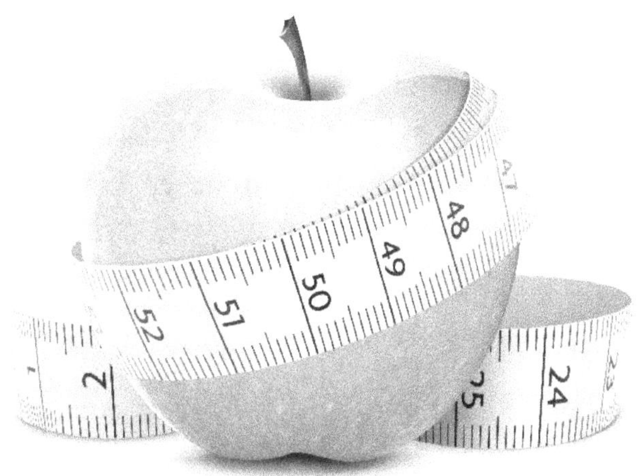

Durante la dieta non occorrerà pesare nulla (esclusi casi particolari come le persone con insufficienza renale o epatica) e le quantità dei cibi saranno libere. Non dovrai più utilizzare soltanto mezzo cucchiaino di olio di oliva, ma la quantità che vuoi; basta che sia di buona qualità! Infatti è molto più importante imparare a mangiare cibi sani e di qualità agli orari giusti, tornando in armonia con i nostri ritmi circadiani, piuttosto che ridurne le quantità.

Ritmo circadiano e cibo

Ti stai chiedendo forse cos'è un ritmo circadiano? È il ritmo secondo il quale durante il giorno vengono prodotte molte sostanze nel nostro organismo, tra cui gli ormoni. Ad esempio al mattino ci svegliamo e abbiamo un picco di cortisolo, ormone naturalmente prodotto da ognuno di noi, che aumenta la pressione e le energie quel tanto che basta per affrontare la giornata, mentre la sera, quando l'organismo si prepara a dormire e la luce diminuisce, viene prodotta la melatonina, che favorisce il sonno. La sincronizzazione tra i vari ormoni e molecole è molto precisa;

possiamo paragonarla alla sinfonia di un'orchestra: nessuno strumento deve suonare al momento sbagliato per non rovinare l'intera sinfonia!

Ora hai capito l'importanza dei ritmi circadiani, ma ti dirò di più: sono importanti anche per impostare correttamente le terapie! Ad esempio: se devi fare un'iniezione di cortisone (ormone) sarebbe più corretto effettuarla al mattino, quando avviene la normale produzione di cortisone endogeno (cortisolo); di sera infatti, quando il nostro cortisolo normalmente è basso, provocherebbe insonnia e agitazione.

Oltre ai farmaci anche l'alimentazione influisce sui ritmi circadiani.

Ormoni e cibo

Quando mangi un alimento promuovi la produzione di determinati ormoni, lo sapevi?

Per farti capire ti farò un esempio banale: se mangi zuccheri produci insulina, giusto? Beh, l'insulina è un ormone! E l'insulina stessa influenza gli altri ormoni, stimolando la produzione di alcuni e inibendone altri.

Il sistema è complesso, ma ti basterà sapere questo: le terapie e i cibi influenzano i nostri ormoni e la nostra salute.

La questione diventa sempre più articolata, ma ti garantisco che per la tua salute è conveniente approfondire questi aspetti tecnici.

Come si fa la dieta?

Con IpertensioneOK attraverso i cibi influenzeremo positivamente il tuo equilibrio ormonale. Inizialmente dovrò analizzare il tuo stile di vita e individuare gli errori che compi, poi elaborerò una dieta che rimetterà in armonia questo equilibrio.

Tutto ciò **solo con i cibi giusti e nelle quantità che vuoi!** E senza la necessità di aggiungere farmaci.

Durante la dieta avrai il piacere di monitorare i tuoi progressi annotando quotidianamente alcuni dati: peso, pressione arteriosa e circonferenza addome.

Questi dati serviranno a monitorare l'andamento della terapia e a valutare le reazioni del tuo organismo ai vari cibi. Al termine delle tre settimane conosceremo i cibi e gli orari che sono rischiosi per te e possono farti ammalare e ingrassare.

La raccolta di questi dati ci darà molte informazioni sul tuo metabolismo che potrai utilizzare per mantenere uno stato di buona salute per il resto della tua vita.

Come viene prodotto un cibo può fare la differenza.

Uno stesso cibo, prendiamo la carne come esempio, può avere proprietà e caratteristiche molto differenti a seconda di come vengono allevati e nutriti gli stessi animali.

Ad esempio, gli animali tenuti a pascolo hanno una minore quantità di grassi e maggiore di proteine. Inoltre hanno maggiori quantità di grassi buoni, come gli omega 3 e minori quantità di grassi "cattivi" pro-infiammatori come gli omega 6.

Tenere gli animali a pascolo, lasciandoli nutrire di erba fresca, li rende veramente sani. La loro composizione corporea cambia. Se si dovesse macellare un animale tenuto in completa libertà, la sua carne sarebbe poco grassa e molto dura. Ottimo per la salute ma veramente difficile anche solo da masticare. Per evitare ciò è sufficiente nutrire gli animali, negli ultimi 2 mesi con i legumi e con il fieno (erba secca). Ciò continua a tenere alti i valori degli omega 3 nella carne ma allo stesso tempo, diviene più morbida e semplice da mangiare.

Invece quello che avviene normalmente è che gli animali vengono nutriti con i cereali e questo provoca una riduzione degli omega 3 e un aumento degli omega 6 pro-infiammatori.

Perché avviene tutto ciò? Uno dei motivi proviene dal fatto che la carne in questo modo ha un colore più chiaro che il consumatore (in genere le signore) scambia come segno di animale giovane e di carne fresca. Mentre la carne rosso scura che proviene da un allevamento con legumi e fieno, nell'immaginario collettivo dà più la sensazione di una carne vecchia e non "troppo bella".

Oggi è possibile trovare in macelleria o anche online delle carni grass fed, cioè provenienti da animali allevati a pascolo e poi nutriti correttamente. Lasciare gli animali solo a pascolo e trascurare l'ultimo periodo fornendo il cibo sbagliato all'animale vanifica ogni cosa. La carne prodotta correttamente oggi, è richiesta da una piccola nicchia di persone che ne conoscono i benefici ed ha un costo maggiore. Fortunatamente molti allevatori si stanno convertendo a questo tipo di sistema ed entro breve i prezzi potrebbero diventare poco più elevati della carne normale "non grass fed".

Gli studi scientifici hanno dimostrato che la carne grass fed ha una maggiore concentrazione di vitamina A ed E e di glutatione rispetto a quella proveniente da allevamenti che includono mangimi e cereali.

La medesima situazione si ha anche per altri tipi di alimenti, come per il salmone allevato e quello selvaggio, che sono due prodotti completamente diversi: il primo pieno di antibiotici e povero di omega 3 e l'altro più costoso ma pieno dei giusti nutrienti.

Anche le uova hanno proprietà diverse a seconda del tipo di allevamento e di nutrizione che riceve la gallina.

Un conto è un allevamento a terra e all'aperto, privo di ogm, ricco di alimenti contenenti omega 3 (semi di lino, semi di canapa) e un conto è un allevamento intensivo in gabbia. Un uovo sarà ricco di omega 3 salutari e l'altro no, un cibo promuove la salute e l'altro l'infiammazione.

Tutte queste differenze rendono il prodotto più salutare e al contempo più gustoso.

Scegliere il giusto alimento e il giusto tipo di produzione è diventato un fattore che incide significativamente sulla salute e a questo aspetto deve fare sempre attenzione il consumatore finale.

I miei pazienti vengono correttamente educati a porre l'attenzione su questi aspetti e a scegliere i cibi con una diversa consapevolezza.

Ma è anche auspicabile che, un giorno le politiche sanitarie di ogni nazione inizino ad includere tali aspetti nei loro programmi di prevenzione e promozione della salute.

Buone notizie per te

Seguendo il Metodo IpertensioneOK, potrai bere il caffè, potrai mangiare alcuni dolci (con uno speciale tipo di zucchero) e potrai godere dei piaceri del palato.

Come dicono sempre tutti i miei soddisfatti pazienti:

"Le tre settimane sono volate!"

Come potrebbe essere altrimenti?

Nutrire il tuo corpo con cibo di elevata qualità che ci dona benessere e piacere non deve essere certo una grande sofferenza.

Ho preparato per te alcuni esempi di dieta che prescrivo ai miei pazienti. Ma prima lascia che faccia questa raccomandazione.

Non iniziare a seguire questi esempi di dieta poiché, come ormai dovresti sapere, i cibi influenzano gli ormoni che produciamo e potrebbero interagire con farmaci che assumi o con malattie di cui soffri.

Infatti ci tengo a ribadire che la dieta di IpertensioneOK è personalizzata in base alle condizioni cliniche di ogni paziente e in base ai suoi gusti.

Inoltre considera anche che la dieta rappresenta solo uno dei quattro pilastri del metodo perciò seguire la dieta senza gli altri 3 pilastri potrebbe non produrrebbe gli effetti sperati.

Tuttavia alcune persone preferiscono far da sé, ma quando si ha a che fare con malattie, farmaci, effetti collaterali, interazioni tra cibi e farmaci, io non consiglio mai questa strada. I pericoli sono sempre dietro l'angolo e le stesse cure naturali (cibo, piante medicinali, etc) possono nascondere problematiche e rivelarsi in determinate situazioni controproducenti. Nella lettura del libro, avrai già incontrato alcuni esempi che Naturale non è sempre sinonimo di sicuro!

Comunque per chi volesse cimentarsi nella ricerca dei suoi specifici cibi salutari dovrebbe:

misurare alcuni parametri come viene fatto in ambulatorio come il peso con la bilancia digitale, la pressione al mattino e alla sera, la circonferenza addome, la glicemia etc.

L'analisi di questi parametri permette di verificare la risposta a specifici cibi.

Analizzarli nel loro complesso è un compito del medico, tuttavia per chi volesse provare può semplicemente misurare il peso al mattino e la glicemia post prandiale dopo 1 ora dal pasto.

Il peso occorre misurarlo con una bilancia digitale al mattino dopo essere andati in bagno. Vanno registrati i valori in una tabella e il peso deve considerare anche gli etti.

Le variazioni degli etti permettono di valutare se i cibi mangiati il giorno precedente hanno causato un aumento, una diminuzione di peso o se lo hanno mantenuto.

Tutte le variazioni di peso superiori a 500 grammi rispetto al giorno precedente sono indicative che i cibi assunti non sono adatti per una assunzione quotidiana o frequente.

Le variazioni inferiori a 500 grammi possono essere fluttuazioni fisiologiche e non sono tali da indurre una particolare attenzione.

Le variazioni di peso in senso negativo indicano cibi che possono essere utilizzati per perdere un po' di peso o per recuperare dopo qualche "sgarro" di troppo.

Questo è un indice di massima, che non riesce però ad individuare quale dei cibi assunti il giorno è stato responsabile della variazione. Tuttavia è un indice semplice, veloce e viene ottenuto in maniera non invasiva.

Il secondo metodo prevede la misurazione della glicemia, che esprime la quantità di zucchero presente nel sangue in quel momento. Questo parametro ci permette di individuare con maggiore esattezza quale pasto è stato responsabile, ma non è adatto a tutti in quanto prevede l'utilizzo del dispositivo medico chiamato glucometro e delle strisce reattive monouso che hanno un costo di circa 25-30 euro a confezione da 50 pezzi.

L'utilizzo del glucometro è semplice e richiede poca manualità, tuttavia questa procedura richiede ogni volta la puntura con un microago su un dito della mano. Infatti occorre prelevare una goccia di sangue per far analizzare al glucometro la quantità di zucchero presente.

La glicemia post prandiale (dopo il pasto) ci fornisce informazioni molto utili sul nostro metabolismo.

Dopo ogni pasto la glicemia aumenta fino a raggiungere il suo massimo valore, il picco glicemico. Ovviamente il picco glicemico è diverso a seconda del tipo di pasto, alcuni fanno innalzare la glicemia rapidamente, altri lo fanno in maniera più lenta e graduale.

Ad ogni picco glicemico, fa seguito un picco di insulina, l'ormone deputato a mantenere la glicemia stabile entro certi valori. Picco glicemico e picco di insulina generalmente vanno di pari passo, quindi più è alto il picco glicemico, più sarà alto il valore dell'insulina liberata nel sangue.

Come fa l'insulina ad abbassare i valori di zucchero nel sangue?

Principalmente lo fa entrare nelle cellule adipose e lo fa trasformare in grasso.

Quindi ricapitolando maggiore è la glicemia, maggiore sarà il picco di insulina e maggiore sarà il grasso prodotto e in ultima analisi aumenterà il peso della persona.

Il peso è un parametro che l'iperteso deve tenere sotto controllo e dunque capire quali sono i cibi giusti che non fanno ingrassare è una informazione molto utile, cosi come quella di capire quali sono i cibi che invece fanno aumentare di peso.

Per evitare che il peso aumenti per l'accumulo di grassi, occorre prima di tutto individuare i cibi che mantengono la glicemia stabile.

Quindi misurare la glicemia dopo il pasto ci permette di avere questa preziosa informazione, ma come si fa praticamente?

Occorre individuare inizialmente il valore basale della glicemia prima dei pasti principali (colazione, pranzo e cena) e poi si misura nuovamente dopo 1 ora dal pasto per valutarne la differenza.

Per avere un'idea del valore basale della glicemia sono necessari 3 giorni di test, poi non sarà più necessario misurarla prima dei pasti, mentre si proseguiranno tutte le misurazioni post prandiali.

Se la differenza tra i 2 valori è alta, c'è un picco glicemico con tutto quello che poi ne consegue.

Se invece la differenza tra i 2 valori è minima, la glicemia è rimasta stabile e non ha stimolato eccessivamente la produzione di insulina.

La valutazione nel tempo della glicemia e del peso, ti consentirà di personalizzare veramente la tua alimentazione, permettendoti di scegliere le combinazioni di cibi giusti per mantenere il peso e la tua salute. Avrai dunque la possibilità di capire ciò che realmente incide sulla tua salute e scoprirai molto probabilmente che commettevi degli errori. Di alcuni errori sarai sicuramente consapevole, ma potresti anche accorgerti che molti cibi ritenuti salutari o "light" o 100% naturali o biologici potrebbero nel tuo caso rivelarsi dannosi.

Questa è una vera personalizzazione della dieta.

Ora leggi gli esempi di alimentazione che prescrivo e poi vado a testare ai miei pazienti.

ESEMPIO 1:

COLAZIONE:

Mela + Noci (una manciata) + un Caffè amaro

SPUNTINO (facoltativo):

Pera + Thè

PRANZO:

Spaghetti con Vongole + Broccoli in padella con olio di oliva extravergine e semi di sesamo + un caffè amaro

CENA:

Pesce Spada in forno con olio, prezzemolo e origano + zucchine grigliate con pepe nero, prezzemolo e aglio granulare

ESEMPIO 2

COLAZIONE:

Albicocche affettate con Granella di nocciole + un caffè amaro

SPUNTINO (facoltativo):

Mandorle + infuso di zenzero fresco

PRANZO:

Ravioli ricotta e spinaci con burro chiarificato, salvia e noci e radicchio rosso + un caffè amaro

CENA:

Filetto di manzo con tartufo o ai funghi porcini + Insalatina di Valeriana, rucola e semi di zucca con olio e limone

ESEMPIO 3

COLAZIONE:

Tre/quattro quadratini di cioccolata Fondente (min 70%) + ricotta fresca + Thè verde

SPUNTINO (facoltativo):

Noci + Nocciole (una manciata)

PRANZO:

Spaghetti con zucchine e uova e pepe nero + verdure grigliate + un caffè amaro

CENA:

Bocconcini di cinghiale con sedano alloro e bacche di Ginepro + Verza cruda o cotta

Come hai visto si tratta di cibi che fanno venire l'acquolina in bocca e ti garantisco che, inseriti nel contesto del Metodo IpertensioneOK, possono giocare un ruolo decisivo nell'abbassare la tua pressione arteriosa in modo naturale, ossia, senza aggiungere farmaci.

Ultimamente ho voluto accontentare il palato estremamente esigente di un mio paziente elaborando una preparazione squisita, che è davvero un toccasana per le persone ipertese.

Si tratta di un dolce che i miei pazienti stanno mangiando a colazione: la panna cotta con la crema di pistacchio.

Si tratta di una preparazione semplice che richiede pochi passaggi.

INGREDIENTI DELLA PANNA COTTA:

colla di pesce, panna liquida non zuccherata, zucchero xilitolo (è naturale deriva dalla betulla e si trova online) e crema di pistacchio.

INGREDIENTI DELLA CREMA DI PISTACCHIO:

burro di pistacchi cremoso, zucchero xilitolo, burro di cocco.

In alternativa, chi è allergico alla crema di pistacchio potrà sostituirla con dei frutti di bosco freschi: mirtilli, fragole o more.

Perché gli ipertesi dovrebbero utilizzare tali ingredienti?

I motivi sono molti, te ne dico uno a titolo di esempio: lo xilitolo è un tipo di zucchero che viene estratto dalle betulle, dal grano o dalle fragole e il suo indice glicemico è pari a 7, mentre quello dello zucchero che usiamo comunemente è pari a 60/70!

Già considerando questo dato si capisce chiaramente come sia fondamentale curare la nostra alimentazione nei minimi dettagli, senza eliminare il piacere di nutrirsi.

Forse ti starai chiedendo: ***"ma quindi si possono mangiare solo questi*** *specifici cibi?"*

Assolutamente no, questi erano solo 3 esempi che ho voluto condividere con te a scopo didattico. Ogni esigenza del paziente viene ascoltata e valutata attentamente, compresi i casi di celiachia e intolleranze alimentari.

Ecco alcune buone norme poco conosciute che ti aiuteranno ad abbassare la pressione con il cibo.

A cena è molto facile commettere gravi errori di alimentazione per le persone ipertese ma ci sono delle piccole accortezze che possono modificare la situazione.

Ad esempio sarebbe meglio per le persone ipertese non mangiare pane, patate e legumi a cena e preferire contorni e verdure.

Comunque ricorda questo: tra il pane e la pasta dovresti sempre preferire la seconda, soprattutto se è stata essiccata a basse temperature.

Ulteriori raccomandazioni sono:

- ridurre il sale ed eventualmente utilizzare quelle marino integrale

- mangiare i cibi giusti agli orari giusti dopo aver valutato la reazione dell'organismo

- mangiare frutta con basso indice glicemico e insulinemico (esempio: fragole, mirtilli, more, lamponi)

- mangiare la frutta preferibilmente lontano dai pasti

- evitare dolci e vino soprattutto di sera

- evitare cibi come corn flakes con zuccheri aggiunti, succhi di frutta, centrifugati e marmellate

- evitare cibi eccessivamente raffinati perché hanno perso vitamine e fibre

- utilizzare olio d'oliva liberamente, preferibilmente extra vergine e biologico

La fotobiologia e la tecnologia del laser endovena a bassa potenza[10]

Da molti anni, ormai, si studiano i fenomeni elettromagnetici e le loro possibili applicazioni in vari settori, tanto che molti scienziati affermano che, come il secolo scorso può essere definito il "Secolo dell'elettrone", così il secolo appena iniziato sarà "il Secolo del fotone". Numerosi e sorprendenti sviluppi si sono avuti, recentemente, anche nell'ambito della Biologia e della Medicina.

Ad esempio, la clorofilla (molecola vegetale che trasforma l'energia luminosa in energia chimica) e l'emoglobina (proteina contenuta nei nostri globuli rossi) hanno una struttura chimica simile: ed infatti, anche l'emoglobina, come la clorofilla, è sensibile alla luce e, quando esposta a precise lunghezze d'onda, viene "attivata", ottenendo, tra i vari effetti, un miglioramento del trasporto di ossigeno.

La scienza che studia questi fenomeni, detta fotobiologia, sebbene di recente sviluppo, ha già fornito una notevole mole di conoscenze interessanti.

Il fenomeno della fotosensibilità di molti atomi e molecole è ormai universalmente accettato da fotochimici e fotobiologi: quando le molecole sono attivate dallo stimolo luminoso, esse prendono immediatamente parte alle reazioni chimiche in cui sono normalmente

---

[10] Non va confuso con il laser endovena ad alta potenza utilizzato per sclerotizzare i capillari o i vasi sanguigni, sono due cose completamente diverse!

coinvolte, con un miglioramento dell'efficacia e della velocità delle reazioni stesse. Alcuni esempi sono costituiti dagli enzimi AMP kinasi, Ciclossigenasi e dal Citocromo p-450, così denominato perché fotosensibile alla lunghezza d'onda di 450 nm.

Sono state dimostrate numerose azioni biologiche sia sulle molecole intracellulari sia su sistemi cellulari o tessuti, tutte di notevole interesse. Ciò ha reso anche possibile la realizzazione di innovativi dispositivi medici, generalmente basati sull'utilizzo di una particolare sorgente luminosa: il laser. Quando utilizzato a specifiche basse potenze, esso consente di ottenere selettivamente gli effetti fotochimici, in assenza di altri effetti quali quello termico o elettromeccanico.

Ma prima di parlare di tale tecnologia scopriamo cosa si sa degli effetti terapeutici della luce in senso generale.

L'utilizzo terapeutico della luce solare era già diffuso quattro secoli prima della nascita di Cristo. Infatti alcune fonti riportano che Ippocrate (460 a.C. - 370 a.C.), considerato il padre della medicina, era solito sottoporre i propri pazienti all'esposizione solare. Al tempo degli antichi Romani, diversi medici vissuti nei primi quattro secoli dopo la nascita di Cristo erano soliti prescrivere veri e propri "bagni di luce" ai propri pazienti. Ricordiamo ad esempio: Aulo Cornelio Celso, Oribasio e lo stesso Galeno.

Tuttavia, dobbiamo giungere all'anno 1898 per vedere nascere la fototerapia come tecnica curativa dotata di un preciso protocollo scientifico, grazie al Dr. Niels Ryberg Finsen (1860 – 1904). Questo medico danese fece diverse scoperte riguardanti lo spettro di luce che poté mettere in pratica sui suoi pazienti quando creò il primo istituto di fototerapia a Copenaghen.

In particolare, si accorse che la luce rossa poteva curare gli effetti del vaiolo sulla pelle e che i raggi ultravioletti avevano un potente effetto benefico sulla salute generale del corpo umano. Addirittura grazie all' esposizione solare riuscì a curare molti pazienti affetti da tubercolosi e nel 1903 ricevette il premio Nobel per la medicina.

Esistono tre mediatori metabolici, correlati all'esposizione a fonti di luce, che svolgono un ruolo di primo piano nell'influenzare il nostro stato di salute: melatonina, serotonina e vitamina D.

Innanzitutto deve essere chiaro che tutti noi siamo sincronizzati con la luce, la quale, regolando i nostri ritmi circadiani (luce-buio) ci influenza notevolmente.

Questi cicli di luce-buio ci rendono più attivi e svegli al mattino e ci inducono il sonno alla sera poiché, in entrambe le fasce orarie, favoriscono la produzione di specifici ormoni che ci servono in quei precisi momenti della giornata.

Tuttavia, a causa dello stile di vita moderno che oramai appartiene alla maggior parte delle persone, sempre più spesso siamo desincronizzati con i ritmi circadiani e questo può provocare in noi diversi disturbi che inducono un invecchiamento cellulare precoce e, a lungo termine, ci fanno ammalare.

Quando avviene questa desincronizzazione?

Principalmente accade quando svolgiamo lavori notturni, che sono riconosciuti come lavori usuranti proprio perché danneggiano la nostra salute, quando facciamo viaggi intercontinentali oppure quando dormiamo male o poco di notte.

Un errore molto comune che induce tale desincronizzazione è la stimolazione della produzione di cortisolo nelle ore serali, che può avvenire ad esempio perché:

- assumiamo cortisone;

- svolgiamo intensa attività fisica di sera;

- siamo sottoposti ad uno stress psico-fisico

Un altro errore ancora più comune che determina la desincronizzazione con i ritmi circadiani riguarda proprio l'inibizione della melatonina a causa dell'esposizione serale a particolari fonti di luce provenienti da computer, TV e smartphone.

Ciò che accade è che alcune lunghezze d'onda (400-470 nanometri, luce azzurra o blu) inviano uno stimolo alla retina e, tramite il nervo ottico, tale stimolo va a inibire alcuni centri nel cervello che producono la melatonina, l'ormone del sonno.

Perciò questa carenza di melatonina ci rende difficile dormire e ci desincronizza con i ritmi circadiani.

Come possiamo sincronizzarci correttamente con il ciclo luce-buio?

Possiamo evitare l'utilizzo serale di dispositivi come smartphone, TV e computer o, almeno, possiamo usare tali dispositivi attivando la funzione che modifica la luce che emettono (dallo spettro del blu a quello del rosso o del giallo). Inoltre possiamo anche aumentare la nostra esposizione mattutina al sole che ci aiuterà ad essere più attivi, svegli e pronti per affrontare la nuova giornata.

Il secondo elemento fondamentale è la serotonina, un neurotrasmettitore presente principalmente in tre distretti: parete intestinale dove agisce regolando la motilità intestinale e le secrezioni; nel sangue dove agisce favorendo l'aggregazione piastrinica, e nei processi di omeostasi e guarigione; infine nel sistema nervoso centrale dove svolge un ruolo nella regolazione del tono dell'umore, nelle emozioni e nella sessualità, nelle funzioni cognitive, nella regolazione del sonno e dell'appetito. In particolare, l'esposizione alla luce solare stimola la produzione di serotonina.

Quando la luce raggiunge gli occhi, è stimolata anche la produzione dell'ormone della crescita, la cui funzione è anche quella di aumentare il metabolismo del grasso e quindi di favorire il dimagrimento e la stabilizzazione della glicemia.

Il terzo fattore regolatore del tono dell'umore, è la vitamina D.

La sua produzione avviene a partire dal colesterolo (e precisamente dal 7-deidrocolesterolo) presente sulla pelle, che viene convertito dall'esposizione solare in colecalciferolo. Successivamente il colecalciferolo deve effettuare 2 passaggi: uno a livello epatico e uno a livello renale per diventare Vitamina D3, la forma veramente attiva.

Pertanto ora è chiaro che:

- una dieta a basso o nullo contenuto di colesterolo, o l'assunzione di farmaci ipolipemizzanti potrebbe alterare la produzione di Vitamina D,

- l'esposizione solare riduce il colesterolo perché lo trasforma in vitamina D.

La produzione di vitamina D è stimolata da specifiche lunghezze d'onda della luce e in particolar modo dagli ultravioletti (UVB 290-315nm). L'abbronzatura, non è altro che la reazione dell'organismo al sole necessaria per regolare la produzione di vitamina D; infatti un soggetto abbronzato, a parità di esposizione alla luce solare produce molto meno Vitamina D di un soggetto non abbronzato; similmente i filtri solari, schermando gli UVB, impediscono la foto-reazione.

Quanti minuti di esposizione solare sono necessari per avere la giusta produzione? Semplicemente 15-20 minuti al giorno di esposizione su braccia, gambe, testa e parte alta del busto. Anche in inverno, occorre esporsi alla luce solare e si può fare semplicemente mantenendo il torace e l'addome ben coperti e al caldo e scoprendo gli arti superiori e le gambe.

Anche con il cielo coperto di nubi, gli UVB passano ugualmente, quindi ci si può esporre anche in questi casi. Forse vi è capitato di "scottarvi" in montagna col cielo coperto perché non avendo caldo avete pensato che l'esposizione agli UVB fosse bassa! La sensazione di caldo deriva dagli infrarossi e non dagli ultravioletti che invece abbronzano o ustionano se presi in eccesso!

È da ricordare inoltre che l'esposizione dietro a una finestra di vetro non è efficace poiché il vetro filtra gli ultravioletti.

Una carenza di Vitamina D può causare un aumento della pressione arteriosa e questo è stato dimostrato da alcuni studi scientifici[11]. Le ipotesi dei ricercatori sostengono che la vitamina D è legata al sistema renina-angiotensina che regola il volume di sangue circolante, il tono della muscolatura arteriosa e in definitiva influenza la pressione sanguigna. Un'altra ricerca evidenzia addirittura che bassi livelli di vitamina D possono provocare un aumento del rischio cardiovascolare e quindi avere un infarto.

2 – LASER ENDOVENA A BASSA POTENZA

Il laser endovena a bassa potenza è una tecnologia medica tedesca che esiste da oltre 20 anni. Io ho avuto l'onore di introdurla per primo in Italia e il piacere di insegnarne l'impiego ad alcuni medici italiani.

Ti premetto che non si tratta di "medicina alternativa", né di prove

---

[11]   1:Kienreich K, Tomaschitz A, Verheyen N, Pieber T, Gaksch M, Grübler MR, Pilz S. Vitamin D and cardiovascular disease. Nutrients. 2013 Jul 31;5(8):3005-21.Review. PubMed PMID: 23912328;

2: Effect of vitamin D on blood pressure: a systematic review and meta-analysis. Witham MD, Nadir MA, Struthers AD J Hypertens. 2009 Oct; 27(10):1948-54.

3: Blood 25-hydroxyvitamin D concentration and hypertension: a meta-analysis. Burgaz A, Orsini N, Larsson SC, Wolk A J Hypertens. 2011 Apr; 29(4):636-45.

4: Plasma 25-hydroxyvitamin D and regulation of the renin-angiotensin system in humans. Forman JP, Williams JS, Fisher ND Hypertension. 2010 May; 55(5):1283-8.

5: Low levels of serum 25-hydroxyvitamin D are associated with increased risk of myocardial infarction, especially in women: results from the MONICA/KORA Augsburg case-cohort study.Karakas M, Thorand B, Zierer A, Huth C, Meisinger C, Roden M, Rottbauer W, Peters A, Koenig W, Herder C. J Clin Endocrinol Metab. 2013 Jan; 98(1):272-80.

sperimentali, né tanto meno di una bacchetta magica!

Il laser endovena è uno strumento medico (certificato ISO 13485), sottoposto a test di sicurezza e sperimentazioni cliniche prima della sua marcatura come dispositivo medico laser di classe 3B e della messa in commercio in Europa. È una tecnologia medica per un settore molto specifico: quello cardiovascolare/metabolico (ipertensione/diabete)

Puoi verificare quanto ti ho appena detto facendo una rapida ricerca sul sito americano **PUBMED** del National Institutes of Health, il più grande database di studi scientifici al mondo e quanto di più **accademico**, **ufficiale** e **scientifico** esista.

Su PUBMED, al momento in cui scrivo, sono presenti 147 studi scientifici sulla tecnologia laser endovena.

Come si effettua la tecnica del laser endovena?

Ti consiglio di iscriverti al canale YouTube di IpertensioneOK perché potrai osservare un video nel quale viene eseguita la tecnica su di un paziente.

Per mezzo di una semplice agocannula si inserisce nel braccio una fibra ottica monouso, sottile come un capello trasparente, che entra per qualche millimetro nella vena. La fibra ottica permette di far arrivare la luce laser direttamente nel flusso sanguigno.

La tecnica prevede l'utilizzo dell'ago di calibro più piccolo, quello utilizzato per i bambini (22G), per cui il "picco" dell'ago è veramente minimo.

Le sedute di laser endovena hanno una durata di circa 20-30 minuti.

Sostanzialmente è come fare una **flebo di luce laser**, non si inseriscono farmaci né altre sostanze chimiche, soltanto una luce che va a stimolare alcune reazioni fotobiologiche, riducendo lo stress ossidativo e normalizzando la disfunzione endoteliale. Ricordi, come ti ho spiegato all'inizio del libro, che questi due meccanismi sono alla base delle problematiche cardio-circolatorie e dell'ipertensione?

I benefici sono: un miglior flusso di sangue, un abbassamento delle resistenze periferiche, un miglioramento del trasporto di ossigeno e delle funzioni dell'endotelio.

La tecnica del laser endovena a bassa potenza è sicura e le uniche condizioni in cui non può essere praticata sono:

- ✓ l'assunzione di anticoagulanti (da non confondere con gli antiaggreganti, come l'aspirinetta, che non rappresentano invece una controindicazione);

- ✓ l'emofilia (malattia genetica rara);

- ✓ la porfiria (malattia genetica rara).

Il laser endovena favorisce dunque la circolazione e la microcircolazione agendo sui 2 meccanismi alla base dell'ipertensione:

- ✓ lo stress ossidativo

- ✓ la disfunzione endoteliale

3 – GLI INTEGRATORI

Gli integratori sono prodotti o cibi specifici (chiamati anche superfood) che favoriscono l'assunzione di determinati principi nutritivi (vitamine, enzimi, minerali, etc.) dei quali sia stata rilevata una carenza tramite la visita medica o analisi specifiche.

Carenze nutrizionali e semeiotica medica

Ma è possibile rilevare tali carenze senza fare analisi?

Sì, attraverso la semeiotica medica, una disciplina che i medici del secolo scorso utilizzavano moltissimo e che oggi sta perdendo di importanza per l'avvento degli esami diagnostici (ecografia, risonanza magnetica, analisi del sangue, etc.).

Cosa si può capire semplicemente osservando una persona?

Per esempio:

- ✓ i capelli secchi e le unghie fragili possono essere un segno di un deficit di ferro;

- ✓ le unghie con delle macchiette bianche un deficit di zinco;

- ✓ dei taglietti ai lati della bocca possono evidenziare un deficit di vitamine del gruppo B;

- ✓ i capelli radi, un po' di sovrappeso e il viso gonfio possono essere segni di una tiroide che funziona male;

- ✓ il viso tondo e un accumulo di grasso sulla parte superiore del dorso, segni di un possibile eccesso di cortisolo (ormone dello stress).

E così via...

Molti degli integratori che consiglio sono cibi particolarmente ricchi di sostanze nutritive come vitamine, minerali, enzimi e antiossidanti. Molti possono essere acquistati al supermercato, altri in negozi specializzati ed online, alcuni in farmacia o parafarmacia.

Ogni persona, in base alle proprie problematiche e alle proprie carenze, avrà bisogno di integratori specifici.

Gli integratori più frequentemente prescritti durante il metodo IpertensioneOK sono:

- ✓ magnesio,

✓ coenzima q10,

✓ noni,

✓ Krill

Magnesio

è un elemento fondamentale per il nostro organismo e circa il 35% del magnesio totale è tendenzialmente legato a proteine e acidi nucleici (DNA e RNA).

Molte proteine ed enzimi sono magnesio dipendenti e hanno un recettore proprio per questo elemento. Se il magnesio viene a mancare la proteina/enzima non è attiva e la cellula non riesce a svolgere le sue funzioni adeguatamente.

Lo stesso mitocondrio che costituisce la centrale energetica della cellula, se soffre di una carenza di magnesio, può andar incontro ad una sorta di malfunzionamento e non riuscirà a produrre la giusta quota di energia sotto forma di ATP.

Se le nostre cellule non hanno l'energia (ATP), difficilmente riusciranno a svolgere egregiamente le loro funzioni e a ripararsi per cui progressivamente compariranno i primi segni di questo "malfunzionamento" come crampi muscolari, fascicolazioni il cosiddetto "occhio che batte", extrasistoli cardiache, stanchezza muscolare

Il fabbisogno giornaliero di magnesio per una persona adulta corrisponde a circa 0,5gr e una dieta ricca di verdure ne apporta le giuste quantità, visto che il magnesio (Mg) è l'elemento centrale all'interno della molecola della clorofilla per cui un'alimentazione ricca di verdure contrasterà una sua carenza.

Plant chlorophylls

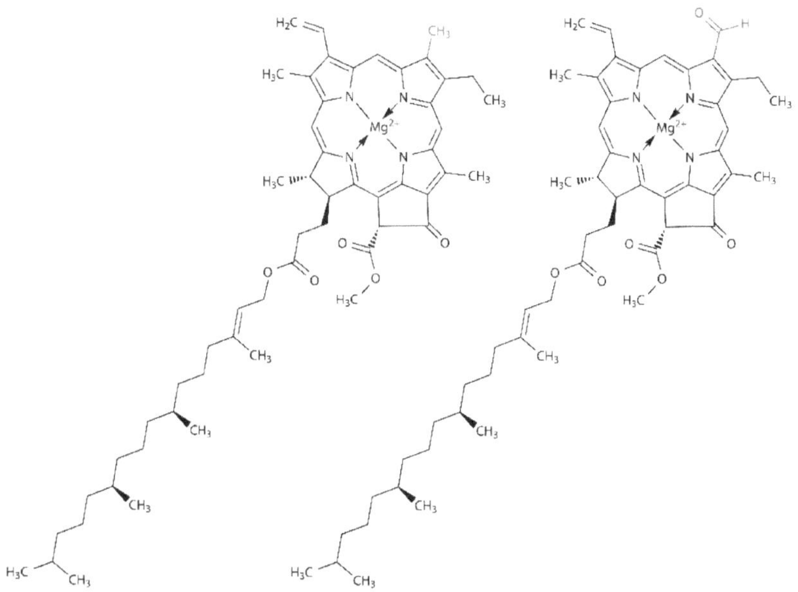

Chlorophyll A Chlorophyll B

Tuttavia ci sono situazioni che possono meritare una integrazione alimentare:

- utilizzo di diuretici (spesso utilizzati dagli ipertesi) o antibiotici,
- eccessiva supplementazione di calcio (donne in menopausa) o di latte e latticini
- eccessivo consumo di alcol, sale
- eccessiva sudorazione e sport intenso
- situazioni di stress

Spesso l'iperteso soffre anche di molteplici condizioni di stress fisico e mentale e in questi casi consiglio l'integrazione congiunta di magnesio e vitamine del gruppo B.

Le persone con problematiche renali, prima di assumere integratori di magnesio, dovrebbero avere un consulto medico. Preso in eccesso può avere effetti lassativi.

Chi soffre di ipertensione dovrebbe assumerlo nel primo pomeriggio (ore 15.00) e alla sera (ore 21.00) per favorire il riposo e il rilassamento nell'orario giusto. Infatti verso le ore serali e notturne il nostro organismo dovrebbe prepararsi al riposo e al sonno, inoltre oramai abbiamo compreso come queste siano anche le ore in cui la pressione dovrebbe diminuire fisiologicamente, per cui l'assunzione del magnesio è perfetta in questi orari.

Krill

Il krill è un piccolissimo crostaceo e fa parte dello zooplancton infatti il suo nome proviene dalla lingua norvegese e significa "cibo delle balene".

Oggi è il costituente di uno degli integratori contenenti omega 3 (EPA e DHA) più di moda in questo momento.

Gli omega 3 sono particolarmente efficaci nella prevenzione delle malattie cardiovascolari in quanto riducono i livelli di LDL, colesterolo.

La particolarità degli omega 3 (EPA e DHA) del Krill è che sono legati a dei fosfolipidi (grassi) e questo legame gli permette un ingresso facilitato nella membrana delle nostre cellule, costituita essa stessa da fosfolipidi.

Gli omega 3 sono acidi grassi polinsaturi, la cui molecola è caratterizzata da più di un doppio legame carbonio - carbonio al suo interno e questa conformazione conferisce flessibilità alla molecola e dunque fluidità alle membrane cellulari

Quando invece nelle membrane cellulari vengono incorporati grassi saturi caratterizzati da singoli legami carbonio-carbonio, la struttura si irrigidisce e la membrana riduce la sua fluidità e perciò anche la sua funzionalità.

Dunque le nostre cellule per funzionare bene devono avere un giusto apporto di fosfolipidi.

Esistono anche altri tipi di omega 3, come l'olio di pesce che qualitativamente è di livello inferiore in quanto contiene EPA e DHA legati a trigliceridi i cosiddetti grassi saturi.

Tuttavia gli omega 3 hanno degli inconvenienti, essendo: grassi insaturi, sono suscettibili all'ossidazione e quando vengono ossidati sono addirittura deleteri per il nostro organismo. Un buon integratore omega 3 dovrebbe contenere al suo interno almeno una sostanza antiossidante che lo protegga, inoltre anche l'alimentazione dovrebbe essere curata per evitare che una integrazione di omega 3 si ritorca contro a causa di errori alimentari che alimentino la produzione di radicali liberi e di conseguenza una eccessiva ossidazione dei grassi omega 3 insaturi.

Il krill rispetto all'olio di pesce è protetto dal danno ossidativo in quanto contiene già di per sé un potente antiossidante: l'astaxantina.

Un ultimo aspetto a favore del krill è dato dal suo minor quantitativo di metalli pesanti e mercurio che affligge invece tutti i pesci di taglia maggiore dai quali viene estratto l'olio di pesce.

Le perle di krill vanno assunte durante i pasti per favorire l'assorbimento dei fosfolipidi EPA e DHA.

Coenzima Q10

Il coenzima Q10 è un antiossidante naturale sintetizzato dalle nostre cellule e presente in molti alimenti. Si presenta in due forme: l'ubichinolo, la forma attiva e l'ubichinone, la forma ossidata, che deve essere riconvertita in ubichinolo per svolgere la sua funzione.

I coenzimi costituiscono un sistema di supporto agli enzimi cellulari e in particolar modo il coenzima Q10 è fondamentale per tutte quelle serie di reazioni biochimiche che portano alla produzione dell'ATP, l'energia chimica che le cellule utilizzano per compiere tutti i loro "doveri".

Ad esempio il muscolo cardiaco ha bisogno di molta energia per pompare il sangue all'interno del nostro organismo e per svolgere questo compito in maniera adeguata necessita di grandi quantità di ATP e dunque di Coenzima Q10.

I livelli di Coenzima Q10 a livello intracellulare tendono a diminuire col passare degli anni, ma si riducono anche in presenza di malattie mitocondriali caratterizzate da un malfunzionamento del mitocondrio, cosi come nelle distrofie muscolari, nel diabete, nei tumori o con l'assunzione delle statine per combattere il colesterolo.

Negli ultimi anni sono stati prodotti molteplici lavori scientifici che hanno mostrato l'utilità del Coenzima Q10 per diverse condizioni cliniche:

- cardiopatie,

- ipertensione,

- patologie neurodegenerative (Parkinson).

Ad esempio nello studio Q-SYMBIO [12] è stato riscontrato che la supplementazione di CoQ10 ha migliorato le condizioni cliniche dei pazienti con problematiche cardiache, aumentando le performance del cuore e riducendo gli eventi cardiovascolari pericolosi e riducendo la mortalità.

Spesso i pazienti cardiopatici e ipertesi hanno il colesterolo alto e questo

---

[12] JACC Heart Fail 2014 Dec;2(6):641-9. doi: 10.1016/j.jchf.2014.06.008. Epub 2014 Oct 1. The effect of coenzyme Q10 on morbidity and mortality in chronic heart failure: results from Q-SYMBIO: a randomized double-blind trial

Cardiol J . 2019;26(2):147-156. doi: 10.5603/CJ.a2019.0022. Epub 2019 Mar 5.
Effect of coenzyme Q10 in Europeans with chronic heart failure: A sub-group analysis of the Q-SYMBIO randomized double-blind trial

li spinge ad assumere anche i farmaci anticolesterolo: le statine.

Questa classe di farmaci però oltre a ridurre la biosintesi del colesterolo agisce sull'enzima HMG-Coa reduttasi implicato nella produzione del coenzima Q10, determinando una diminuzione di Q10 intracellulare.

Anche i farmaci antipertensivi della classe dei betabloccanti possono ridurre i valori di coenzima Q10 intracellulare.

E visto che il CoQ10 è fondamentale per la salute e la funzionalità delle cellule muscolari cardiache, sembrerebbe un controsenso pensare di curare il colesterolo alto in tal modo perché tutto ciò può indebolire il cuore riducendo la capacità di produrre l'ATP , l'energia che permette al muscolo cardiaco di pompare il sangue.

Il colesterolo in eccesso va sicuramente curato, ma ponendo l'attenzione alle informazioni che le scoperte più recenti hanno individuato, infatti non tutto il colesterolo è uguale. C'è un particolare tipo di colesterolo che è molto dannoso e non corrisponde al vecchio colesterolo cattivo (LDL) che tutti conoscono. Si tratta del colesterolo ossidato, e anche questo parametro può essere misurato nel sangue, ma non viene comunemente prescritto.

Il colesterolo non è infatti una molecola demoniaca da cancellare dal nostro organismo, anzi, viene addirittura prodotta dal nostro fegato per oltre l'80% proprio perché ne abbiamo bisogno. Il colesterolo è come una materia prima che il nostro organismo utilizza per produrre altre molecole utili, ad esempio viene trasformato in vitamina D che fortifica le nostre ossa e il nostro sistema immunitario. La produzione di vit. D è legata alla nostra esposizione alla luce solare e avviene a partire dal colesterolo presente sulla nostra pelle. Ecco spiegato il motivo perché d'estate i livelli di colesterolo diminuiscono, proprio perché prendiamo più luce e convertiamo il colesterolo. La luce fa dunque ridurre i livelli di colesterolo e aumenta quelli di vitamina D.

Inoltre il colesterolo è la molecola base per la produzione di:

- estrogeni,

- progesterone,

- testosterone

Riguardo alle statine e al fatto che riducono i livelli di CoQ10, si potrebbe anche considerare il coenzima Q10 come una sorta di "Protettore" dalle statine, come avviene per i protettori dello stomaco che riducono gli effetti collaterali degli antinfiammatori.

Il Q10 oltre a far funzionare egregiamente le cellule muscolari cardiache ha mostrato anche effetti antipertensivi che potrebbero essere spiegati dalla sua attività antiossidante, dall'azione sull'endotelio vascolare e dal potenziamento dell'attività mitocondriale.

Aumentare il quantitativo di Q10 può essere raggiunto con l'alimentazione, favorendo frutta, verdura e legumi e le noci che sono particolarmente ricche, oppure con integratori alimentari che permettano di raggiungere la dose giornaliera di 100-200 mg di coenzima.

Un'ulteriore possibilità è quella di sfruttare le conoscenze che abbiamo riguardo alla fotobiologia, in quanto una ricerca scientifica ha mostrato che se mangiamo molti cibi contenenti clorofilla e poi ci esponiamo al sole i nostri livelli di coenzima Q10 aumentano incredibilmente.

Come accade tutto ciò? La clorofilla è una sostanza fotosensibile che "cattura" la luce e quando la introduciamo nel nostro organismo questa molecola va in circolo insieme ai suoi metaboliti che continuano a rimanere fotosensibili e a catturare la luce che arriva sulla nostra pelle e sulla nostra retina.

La luce (energia) viene catturata e il nostro organismo riesce ad aumentare la concentrazione di coenzima Q10 intracellulare, aumentando la nostra energia.

Possiamo dunque produrre buone quantità di coenzima Q10 semplicemente utilizzando dei centrifugati di verdure ricchi di clorofilla aggiungendo magari anche alghe come la clorella o la spirulina e dopo qualche decina di minuti esporsi al sole.

Ulteriori tecnologie utili

Esistono degli strumenti tecnologici che utilizzano frequentemente gli atleti per monitorare il loro stato di salute e i loro progressi che sicuramente possono essere altrettanto utili ai non sportivi e anche a chi soffre di specifiche problematiche come nel nostro caso degli ipertesi.

Mi riferisco principalmente agli *smartwatch* che riescono a monitorare molti parametri come:

- frequenza cardiaca,

- % ossigeno,

- variabilità cardiaca,

- pressione arteriosa,

- sonno,

- contapassi

Questi dispositivi riescono a monitorare tutti questi parametri 24 su 24 ore, ogni dispositivo ha pregi e difetti, alcuni sono più precisi, altri meno ma per la scelta dello specifico dispositivo vi consiglio di chiedere all'interno della pagina Facebook di ipertensioneOK, dove altre persone come voi che già lo hanno acquistato potranno darvi il loro suggerimento. Gli smartwatch hanno un prezzo realmente abbordabile e vanno dai 30 ai 200 euro.

Questi parametri misurati dallo smartwatch aggiunti al diario della pressione possono aiutarvi a monitorare la vostra problematica e potrete rendervi conto precocemente quando le cose iniziano a non andare per il verso giusto.

Ad esempio se vi accorgete che i vostri livelli di ossigeno nel sangue iniziano a scendere di notte, con importanti picchi di desaturazione, potreste soffrire di apnee notturne (pause respiratorie) che influiscono negativamente sui vostri valori pressori.

A volte i picchi pressori notturni sono legati alla presenza di apnee ostruttive e il loro trattamento può riuscire a migliorare i valori pressori stessi.

Apnee ostruttive

Le apnee ostruttive sono quelle pause del respiro che avvengono durante il sonno di cui spesso si accorge solamente il partner.

Di apnee ostruttive spesso soffrono i soggetti russatori.

Il russare notturno e l'apnea ostruttiva nel sonno rappresentano un conflitto tra la lingua e le strutture molli della bocca (palato molle).

Il fenomeno del russamento è dovuto principalmente alla vibrazione del palato molle ed è dovuto al fatto che l'aria inspirata dalla bocca trova un passaggio parzialmente ostruito tra il palato e la lingua e questo provoca delle vibrazioni del palato molle che si manifesta con il rumore del russamento.

L'apnea ostruttiva si verifica quando il passaggio dell'aria viene completamente impedito e la persona in questo caso non riesce a respirare per alcuni secondi, determinando una riduzione dell'ossigenazione del sangue.

Normalmente la saturazione di ossigeno è del 98-99%, ma durante le apnee questa si riduce anche più di 3-4 punti percentuale e ciò può provocare dei risvegli improvvisi con attivazione del sistema nervoso simpatico (tachicardia e aumento temporaneo della pressione arteriosa)

Quando le apnee si ripetono, la persona può soffrire della Sindrome delle Apnee Ostruttive (OSAS Obstructive Sleep Apnea Syndrome) e questa può aggravare l'ipertensione, poiché il ripetersi di questi episodi durante le notti provoca un'alterazione del sistema nervoso autonomo (sistema simpatico e parasimpatico) che regola l'attività cardiaca.

Addirittura la Sindrome delle Apnee Ostruttive può anche favorire l'insorgenza dell'ipertensione nelle persone che mai hanno avuto problemi pressori.

Dunque chi soffre di Ipertensione ed è russatore può grazie agli smartwatch monitorare il suo sonno e i valori di ossigeno.

Le misurazioni dei vari parametri vengono effettuate a distanza di alcuni minuti e non in real time come avviene invece con apparecchiature mediche professionali. Tuttavia permettono di intercettare precocemente delle anomalie che poi dovranno essere approfondite insieme al medico.

L'approfondimento diagnostico per la Sindrome delle Apnee Ostruttive è la polisonnografia che permette di evidenziare con precisione il grado e la gravità delle apnee notturne.

Variabilità cardiaca e HRV (heart rate variability)

La variabilità cardiaca è un indicatore sia della nostra salute cardiovascolare che del benessere generale, e riesce anche a predire la possibilità di sviluppare malattie e le loro complicanze.

l'HRV è un parametro che viene misurato in maniera professionale tramite un elettrocardiografo o uno speciale cardiofrequenzimetro, ma attualmente è possibile misurarlo anche se con minore affidabilità con gli strumenti smartwatch.

L' HRV, nello specifico, valuta l'equilibrio tra il sistema nervoso simpatico e parasimpatico e la sua alterazione costituisce il fattore di rischio nr 1 per la morte cardiaca improvvisa in persone che hanno già avuto un infarto miocardico.

L'HRV è un indicatore prognostico (predittivo) di problematiche cardiache, di malattie croniche, dei livelli di stress psico-fisicò e del grado di invecchiamento.

Dal punto di vista clinico, l'HRV permette anche di stimare il grado di peggioramento di alcune patologie come ad esempio l'infarto, l'ipertensione e il diabete.

Inoltre con l'esame HRV si riesce anche a valutare come la persona sta rispondendo ad una specifica terapia, sia che si tratti di un farmaco, di una tecnologia o di una dieta. Questo permette di capire se la terapia è corretta o meno.

Un ulteriore ambito di applicazione dell'HRV è lo sport e in questo caso permette di:

- perfezionare le tecniche di allenamento,

- individuare il reale stato di salute (recupero) dell'atleta,

- ridurre il rischio di overtraining.

Nel 1994 il famoso Studio scientifico Framingham identificò che un alto valore dell'hrv era l'unico fattore in comune in tutti gli individui sani. Quindi più questo valore è alto, migliori sono le condizioni di salute.

Al contrario se i valori diminuiranno lo stato di salute non è ottimale e se trascurato potrebbe insorgere qualche malattia.

Questo è un esame che sta assumendo sempre maggiore importanza sia nel settore della Ricerca scientifica sia nelle applicazioni cliniche di tutti i giorni.

Quando lo stress, i pensieri di ogni giorno e gli sforzi fisici eccessivi non sono più sopportati dal nostro sistema nervoso autonomo e questo non riesce più a bilanciarsi a tutto ciò che gli arriva da fuori si determinano danni al nostro organismo che poi spesso aprono le porte a malattie cardiovascolari e metaboliche (Ipertensione, Diabete, infarto cardiaco, etc).

La risposta del nostro corpo all'azione bilanciata del Sistema nervoso autonomo alle innumerevoli condizioni stressanti e alle situazioni di conflitto, determinerà in un primo momento condizioni di adattamento fisiologiche come aumento dei livelli dell'ormone dello stress, cambiamenti a livello di circolazione del sangue, aumento dei livelli di colesterolo, degli zuccheri assimilati e così via, cioè tutti sistemi volti a mantenere un certo equilibrio nell'organismo, e che a lungo andare invece andranno a sfociare sicuramente in problemi ben più seri, danneggiando quindi uno o più organi, sistemi ed apparati.

La misurazione di questo parametro può rivelare, così, un'ampia gamma di informazioni utili per sapere lo stato di salute del vostro corpo e per intervenire in tempo prima di aver sviluppato la malattia.

La letteratura scientifica che deriva dai molteplici studi scientifici che sono stati intrapresi da diversi anni a questa parte ha, sempre, considerato la misurazione dell' HRV come un parametro ad oggi indispensabile se si vuole mettere in atto quella parte della medicina definita "Preventiva".

Basti pensare che la letteratura scientifica su questo argomento lo ha portato alla luce come un parametro di valutazione di alta specificità nel follow-up e nella prognosi di pazienti già colpiti da infarto del miocardio, nel valutare i possibili rischi a cui vanno incontro i pazienti diabetici con componenti ipertensive, ma soprattutto andare a preventivare in modo accurato come e quanto lo "stress" accusato dal nostro organismo, più o meno bilanciato dal sistema nervoso, a lungo andare possa portarci ad avere dei problemi di salute importanti.

Quando il nostro Sistema Nervoso Autonomo non riesce più a far fronte in modo rapido a questa situazione che si protrae nel tempo, si genera una specie di circolo chiuso, una catena che a lungo andare potrà determinare svariati tipi di conseguenze (disordini cardio circolatori, Diabete, ipertensione arteriosa, disordini del sonno, disordini gastro intestinali etc.)

I metodi per ri-equilibrare il sistema nervoso autonomo e aumentare i valori di HRV sono molti, ma tutti comunque collegati con la gestione dello stress psico-fisico:

tecniche di respirazione,

meditazione,

yoga, Qi gong, tai-chi,

o anche il semplice passeggiare.

Nel capitolo successivo verranno spiegati gli esercizi che vengono utilizzati dalle persone che effettuano IpertensioneOK per aumentare i valori di HRV e migliorare lo stato di salute generale.

ATTENZIONE

Registrandoti gratuitamente al sito www.ipertensioneok.com/libro potrai accedere a numerose risorse gratuite, tra cui:

✓ la Guida **"Le 10 cose che dovresti sapere prima di scegliere chi curerà la tua ipertensione"**

✓ **Diario della pressione** per monitorare il tuo andamento pressorio

E tanto altro.

Tutti i materiali sono stati studiati da me e dal mio Team Ipertensioneok per aiutarti a ritrovare la serenità e per liberarti dall'ansia legata ai picchi pressori.

Puoi iscriverti anche ai miei canali web:

Gruppo Facebook sull'Ipertensione - https://www.facebook.com/groups/ipertensioneok , dove oltre 8400 ipertesi, supervisionati dal Dr Raggi, si scambiano informazioni e consigli

Canale YouTube – Video sull'ipertensione

4 – ESERCIZI PER LA GESTIONE DELLO STRESS

Il metodo IpertensioneOK prevede semplici e rapidi esercizi che hanno l'obiettivo di agire sulla specifica causa di stress da cui l'iperteso può essere interessato.

Le persone che seguono il metodo IpertensioneOK ricevono tutte le istruzioni per gli esercizi più adatti alla loro personale situazione.

Queste tecniche/esercizi hanno lo scopo di interrompere il continuo flusso dei pensieri e delle preoccupazioni. Occorre prendersi ogni giorno una piccola pausa per azzerare lo stress e dedicarci veramente a noi stessi.

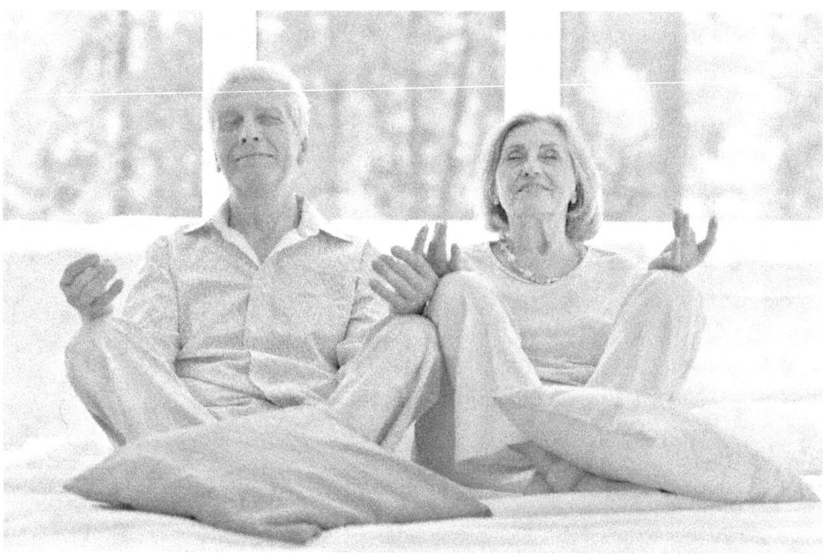

Questi semplici esercizi richiedono soltanto 5 minuti al giorno, ma non vanno sottovalutati: sono stati studiati ed inseriti all'interno del Metodo IpertensioneOK proprio perché hanno mostrato una loro efficacia nel trattare la componente emozionale (stress, paure, tensioni etc.) che incide anch'essa sulla tua pressione.

Una delle tecniche più rapide, che viene spesso aggiunta è il **Fast Reset®**.

Per tale tecnica un operatore esperto affianca il paziente iperteso durante le 3 settimane del Metodo IpertensioneOK.

Il fast reset è una tecnica rapida per trasformare le emozioni ed è stata ideata dalla Dr.ssa Maria Grazia Parisi, medico psicoterapeuta.

Questa tecnica non può sostituire il lavoro dello psicoterapeuta, ma rappresenta comuque uno strumento molto versatile, che è associabile ad ogni altro tipo di terapia psicologica o medica, oltre che costituire, in molti casi, anche un efficace e davvero rapido auto-aiuto emozionale.

Il fast reset ha l'obiettivo di produrre un riequilibrio emozionale.

Questo viene prodotto grazie ad un semplice meccanismo fisiologico. Si provoca uno spostamento dell'attenzione che attiva la corteccia cerebrale, e si depotenziano le emozioni negative. Si riesce così a rimodulare il peso degli eventi passati e presenti sulla propria esistenza. Si rendono meglio gestibili i traumi psicologici, i lutti, le dipendenze, l'ansia e le fobie.

Il fast reset può promuovere:

- il rilascio di emozioni negative (paura, rabbia, frustrazione, colpa, disistima di sé, compulsività)

- la deprogrammazione da reazioni automatiche e inconsce

- l'abbandono di comportamenti e convinzioni disfunzionali

- l'integrazione e l'aggiornamento delle proprie reali risorse emotive.

Il Fast reset è una tecnica molto rapida e generalmente sono necessarie poche sedute che vengono effettuate durante le 3 settimane di cura.

Esistono molte altre metodiche che vengono insegnate agli ipertesi e che eseguono autonomamente a casa, come quelli sotto indicati.

Esercizi di rilassamento rapido.

Inizialmente scegliere un luogo tranquillo. Poi con la pratica si potranno svolgere gli esercizi in qualsiasi ambiente anche rumoroso.

È possibile imparare gli esercizi ed eseguirli a memoria. Altrimenti c'è la possibilità di ascoltare dei file audio degli esercizi direttamente dal telefonino.

L'ottimale sarebbe effettuare gli esercizi quotidianamente.

DURATA: 4-5 minuti ognuno

1° Esercizio: Break mentale

Dovrai semplicemente camminare sul posto, all'aperto, su di un tapis roulant a passo rilassato e molto lento.

Quando cammini e vai avanti con il piede sinistro devi far oscillare in avanti il braccio destro e viceversa quando vai avanti con il piede destro fai oscillare in avanti il braccio sinistro.

Le braccia devono essere sciolte e rilassate fanno avanti e indietro in maniera sincrona con i piedi e ricorda di camminare ad un passo lento.

Mentre cammini devi pensare o dire a voce SINISTRA quando procedi in avanti col piede sinistro e DESTRA quando è il piede destro ad andare avanti.

Quindi durante l'esercizio l'unica cosa che dovrai pensare o dire al ritmo dei tuoi passi è una serie di: sinistra-destra-sinistra-destra-sinistra-destra etc etc

Se riesci anche ad accennare un piccolo sorriso mentre fai l'esercizio, ne trarrai ancora più giovamento.

L'esercizio consiste nel rimanere focalizzato sul ritmo Sinistra-Destra, rilassarsi e camminare lentamente.

2° Esercizio: Rilassamento frazionato

Il rilassamento frazionato è utile per **rilassarsi totalmente**

Per ottenere i migliori risultati, è preferibile effettuare questo esercizio poco prima di andare a dormire.

Se non si fa prima di andare a dormire, devi metterti vestiti comodi e togliere le scarpe.

Per iniziare devi sdraiarti in una posizione comoda sul letto o su una superficie morbida, chiudere gli occhi e divaricare leggermente le gambe.

Lo scopo dell'esercizio è rilassare progressivamente ogni singola parte del corpo, iniziando dai piedi per poi passare alle gambe, alle cosce e così via, fino ad ottenere totale rilassamento.

Per svolgere l'esercizio potrai ascoltare il file l'audio che viene fornito ai nostri pazienti oppure potrai svolgerlo a memoria.

Non ha alcuna importanza ricordare esattamente le parole esatte dell'esempio sotto riportato.

Ciò che conta è respirare lentamente e mantenere la sequenza di rilassamento delle varie zone del corpo:

piedi – gambe – cosce – bacino – addome – schiena- mani- avambracci - braccia -spalle – collo- testa- fronte- viso- palpebre.

Iniziare ripetendo mentalmente e lentamente ogni frase che segue, passando alla successiva solo quando hai raggiunto il risultato previsto:

Sono calmo e rilassato.

I miei muscoli si stanno rilassando.

Si rilassano i muscoli dei piedi e delle dita.

Si rilassano i polpacci.

Si rilassano le cosce.

I muscoli del bacino e dei fianchi si rilassano

Si rilassa il mio addome che diventa morbido

Anche la colonna vertebrale si sta rilassando e con essa tutta la schiena.

Sono rilassati i muscoli delle mani e delle dita; i muscoli degli avambracci e delle braccia.

Sono rilassati i muscoli delle spalle, del collo

Anche la testa si rilassa.

Si rilassano i muscoli della fronte e del viso, delle guance e della bocca.

I miei occhi e le palpebre sono rilassati.

Ora il tutto il mio corpo è profondamente rilassato e io sono perfettamente calmo e rilassato.

Fai un paio di respiri profondi e goditi questi momenti di completo relax.

Ora l'esercizio è concluso.

Se lo effettui alla sera prima di andare a letto, puoi semplicemente lasciarti andare e addormentarti.

Quando inizi a fare l'esercizio, possono emergere delle resistenze a lasciarsi andare, anche da parte di chi pensa di essere molto disponibile a questa esperienza. In molti emerge la paura di non essere più padroni di se stessi, oppure di perdere qualcosa o di non poter tornare più indietro.

Si può anche provare un senso di nervosismo che pervade le gambe, o una forma di prurito che potrà spingerti a grattarti improvvisamente e a muoverti o ancora un flusso di pensieri che continuano ad affacciarsi alla tua mente distraendoti.

Cosa devi fare in questi casi?

- Sicuramente **non devi smettere di ripetere l'esercizio**, pensa che è normale e all'inizio succede a molti.

- Devi anche sapere che non può succederti nulla di grave durante gli esercizi, anche se la tua mente ti indurrà a grattarti o a muoverti.

- Quindi in questi casi dovrai semplicemente insistere e vedrai che queste resistenze scompariranno.

Continuando ad esercitarti, ti sentirai sempre più a tuo agio e sicuro.

Nel prossimo capitolo troverai riassunte tutte le più importanti informazioni che devi conoscere riguardo l'ipertensione e come sconfiggerla naturalmente.

Puoi continuare ad aggiornarti **gratuitamente** e a ricevere informazioni sulle scoperte più recenti relative all'ipertensione e allo stile di vita sano visitando:

o Canale Youtube IpertensioneOK

o Pagina Facebook IpertensioneOK

o www.ipertensioneok.com

Se hai bisogno di ulteriori informazioni sul Metodo IpertensioneOK vai alla pagina delle FAQ nel sito https://www.ipertensioneok.com/faq-2020/, lì troverai ulteriori dettagli sul metodo. Se non dovessi trovare la risposta che cerchi potrai inviarmi il tuo quesito dalla pagina Contatti del sito www.ipertensioneok.com

Cosa fare adesso?

Facebook sull'Ipertensione –

https://www.facebook.com/groups/ipertensioneok per poter rimanere in contatto con me e con altri 8470 ipertesi con cui potrai scambiare informazioni e consigli.

Se invece la pressione alta è diventata un peso che non riesci più a gestire ed hai la possibilità di investire del denaro per accellerare il tuo percorso di cura, Io e il mio Team IpertensioneOK saremo pronti ad aiutarti seguendoti personalmente.

Se hai bisogno di ulteriori informazioni sul Metodo IpertensioneOK vai alla pagina delle FAQ nel sito, lì troverai ulteriori dettagli sul metodo. Se non dovessi trovare la risposta che cerchi potrai inviarci il tuo quesito dalla pagina contatti del sito www.ipertensioneok.com

Spesso accade questo: leggiamo un libro, magari in sessioni distanti tra loro, e alla fine non ci ricordiamo tutto ciò che abbiamo imparato. Per evitare questo spiacevole fenomeno troverai brevemente riassunti tutti gli insegnamenti contenuti nel libro in modo ordinato.

1. Ridurre la pressione e ridurre il rischio di ictus possono essere due aspetti diversi

Questo concetto è piuttosto complesso anche per i medici che non si occupano di statistica medica. I medici e i pazienti vengono spinti a portare l'attenzione su parametri (outcome) intermedi come la pressione, la glicemia o altri parametri di laboratorio ma quello che in definitiva conta sono i risultati finali espressi in termini di mortalità, sviluppo di complicanze, etc.

A volte parametri intermedi e finali non vanno di pari passo e questo può accadere anche nel caso specifico dell'ipertensione come ha dimostrato il Prof Howard con le sue ricerche pubblicate su "Stroke".

Lo studio ha evidenziato che la combinazione di tre o più farmaci antipertensivi può addirittura aumentare il rischio di ictus, nonostante riesca egregiamente a normalizzare la pressione.

2. I due principali meccanismi alla base dell'ipertensione

Esistono due meccanismi alla base dell'ipertensione: lo stress ossidativo e la disfunzione endoteliale. Perciò per trattare correttamente la pressione alta occorre agire su questi due meccanismi.

3. I due step della terapia antipertensiva

Per trattare correttamente l'ipertensione, come raccomandato dalle linee guida, occorre seguire questi due step in ordine: 1) correggere lo stile di vita in modo accurato e personalizzato; 2) dopo un congruo periodo di tempo, se la pressione non dovesse essersi ridotta, occorre iniziare la terapia farmacologica.

4. Algoritmo predittivo di eventi cardiovascolari

L'Istituto Superiore di Sanità ha creato un algoritmo basato su alcuni dati del paziente che restituisce come risultato la percentuale di rischio cardiovascolare che rappresenta la probabilità di avere un infarto o un ictus entro i successivi 10 anni. Periodicamente dovresti valutare come il tuo rischio si modifica.

5. Linee guida europee sull'ipertensione

Abbiamo scoperto che secondo questi documenti ufficiali pubblicati dalle società scientifiche internazionali la correzione dello stile di vita è la priorità numero 1 per la prevenzione e per il trattamento dell'ipertensione. Abbiamo potuto constatare che questo è valido sia per le linee guida Statunitensi sia per quelle europee pubblicate nel 2013, sia per quelle europee aggiornate al 2018.

6. Nuovi fattori di rischio

Le linee guida Statunitensi hanno riconosciuto due nuovi fattori di rischio: lo stato socio-economico e lo stress psicosociale.

Il trattamento di queste due problematiche risulta essenziale per affrontare l'ipertensione a 360 gradi.

7. Esami diagnostici

Esistono degli specifici esami che vanno eseguiti per escludere il caso di un'ipertensione secondaria, ossia dovuta ad altre malattie e non allo stile di vita. Risulta fondamentale sapere se si tratta di ipertensione secondaria o primaria poiché c'è il rischio di assumere per tutta la vita farmaci antipertensivi senza alcuna reale motivazione, oppure, si rischia di soffrire di una malattia che provoca innalzamenti pressori, senza esserne consapevoli.

8. Misurazione pressione diurna e notturna

La pressione va misurata sia la mattina sia la sera e la misurazione serale è più importante.

La sera infatti è un momento molto delicato, siamo più vulnerabili e la pressione deve scendere il 10-20% rispetto ai valori del giorno.

9. Orario di assunzione del farmaco antipertensivo

L'orario in cui assumi il farmaco antipertensivo non deve essere standard ma personalizzato per il tuo caso specifico per garantirti una protezione efficace per tutte le 24 ore.

10. Importanza dell'holter pressorio

L'esame dell'holter pressorio è fondamentale per scoprire l'andamento della pressione nelle 24 ore. Dal 2018 anche le linee guida europee lo hanno inserito come metodo utile alla diagnosi di ipertensione arteriosa poiché basarsi su una sola misurazione potrebbe falsare i risultati. Serve inoltre a stabilire l'orario in cui va assunto il farmaco antipertensivo, a scoprire se la terapia antipertensiva sta avendo successo e a scoprire se un paziente è dipper o non dipper.

11. Dipper o non dipper?

La pressione arteriosa di notte dovrebbe diminuire del 10-20% rispetto ai valori diurni e i pazienti la cui pressione ha questo andamento vengono definiti dipper. Viceversa i pazienti la cui pressione non diminuisce di notte vengono definiti non dipper. Questa diminuzione dei valori notturni è fondamentale e quando la pressione non scende, i nostri processi fisiologici sono stati alterati.

12. Come usare l'holter pressorio?

L'operatore sanitario deve effettuare una prima misurazione della pressione con un'altra apparecchiatura. Sarà così possibile confrontare la pressione con le 2 apparecchiature. Nel caso ci fossero forti discrepanze tra le 2 misurazioni occorre procedere con una taratura dell'holter pressorio.

13. Correzione dello stile di vita

Poiché l'ipertensione dipende da errori nello stile di vita, per trattare correttamente la pressione alta occorre correggere lo stile di vita. Come si fa? Non con consigli generici che possono portare fuori strada, ma in modo personalizzato poiché ogni persona compie i suoi errori, ha le sue malattie, assume determinati farmaci e non può esistere una terapia standard per tutti. Inoltre, occorre correggerlo seguendo le informazioni provenienti dalle scoperte più recenti nell'ambito della nutrizione clinica.

14. Semi di lino e ipertensione

Grazie alla ricerca del Prof. Rodriguez abbiamo scoperto che una supplementazione di semi di lino ha prodotto un potente effetto antipertensivo paragonabile a quello di un farmaco antipertensivo. Occorre assumerli per lunghi periodi di tempo.

15. Lavorazione degli alimenti

La produzione e la lavorazione degli alimenti sono 2 processi che possono incidere sulla qualità del cibo e sulla nostra salute. Ad esempio la pasta essiccata ad alte temperature è una pasta di minor qualità e che influisce negativamente sulla nostra salute.

Controllare l'etichetta della pasta e scegliere quella essiccata lentamente e a bassa temperatura è un piccolo gesto che può avere profondi effetti sulla nostra salute. Da preferire pasta da grani italiani.

16. Il microbiota e l'ipertensione

La salute dell'intestino è essenziale per la salute generale del nostro organismo. Infatti abbiamo analizzato il rapporto tra il microbiota intestinale e l'insorgenza di malattie metaboliche come l'ipertensione e abbiamo scoperto che si aprono possibilità concrete di trattare l'ipertensione, in futuro, con terapie batteriche.

17. Attenzione ai consigli generici

I consigli generici possono essere inefficaci o, addirittura, controproducenti. Ad esempio il consiglio generico di fare attività fisica può portare sulla strada sbagliata e peggiorare la situazione. Molte persone, infatti, effettuano attività fisica nell'orario serale ma abbiamo visto che in questo caso restano in circolo nel nostro corpo adrenalina, noradrenalina e cortisolo che possono indurre un rialzo pressorio proprio di notte, quando in realtà la pressione dovrebbe scendere.

18. Consigli specialistici

Un esempio di consiglio medico specialistico può essere quello di stimolare la produzione del coenzima q10 in modo naturale senza dover assumerlo tramite degli integratori alimentari. Per farlo basta mangiare una grande quantità di verdure o di alghe contenenti clorofilla ed esporsi al sole per 30 minuti.

19. Attenzione agli integratori naturali

Naturale non è sinonimo di sicuro.

Un esempio è quello della curcuma: assumere la curcuma per abbassare la pressione non è sempre indicato. Infatti chi soffre di calcoli alla colecisti può sviluppare una colica biliare proprio a causa della curcuma. È consigliabile assumere integratori soltanto dietro consiglio di un esperto. Gli integratori possono interagire o interferire con i farmaci e le malattie di cui si soffre. Evitate il fai da te.

20. Diario della pressione

Non basta misurare la pressione ogni tanto e nemmeno ogni giorno. Occorre tenere un diario della pressione preciso e ordinato misurando la pressione al mattino e alla sera sempre allo stesso orario e sempre nelle stesse condizioni fisiche.

In questo modo i valori sono raccolti in maniera standardizzata e sono confrontabili tra di loro. Saprai così se la tua pressione sta lentamente aumentando o è stabile nel tempo.

21. Orario di assunzione cibi

Quando parliamo di correzione dello stile di vita non si deve pensare a una dieta ferrea ma a questo semplice concetto: mangiare i cibi giusti negli orari giusti. L'orario di assunzione del cibo è spesso sottovalutato invece ha un'importanza non indifferente poiché, per trattare la pressione alta, occorre riallinearsi con i nostri ritmi circadiani, con i nostri metabolismi e con i processi di produzione degli ormoni.

22. Altri consigli alimentari specialistici

Abbiamo visto che la correzione dello stile di vita deve essere personalizzata ma possiamo dare alcune indicazioni importanti come: evitare a cena il pane, le patate e favorire contorni e verdure. Sia a pranzo sia a cena occorre preferire la pasta al pane e, meglio ancora, la pasta essiccata a bassa temperatura e cotta lentamente. Attenzione alla frutta, cerchiamo di mangiare solo frutta con basso indice glicemico e insulinemico (ad esempio i frutti bosco) e di mangiarla lontano dai pasti. Abbiamo anche visto che l'olio d'oliva può essere usato in grandi quantità ma deve essere extra vergine e biologico.

23. Attenzione alla luce blu dei monitor

Abbiamo visto che l'esposizione serale alla luce emessa da dispositivi come smartphone e televisori può renderci difficile l'addormentamento poiché inibisce la produzione e il rilascio di melatonina alterando i nostri ritmi circadiani. Quindi ricordiamoci che la luce può interferire con la biochimica del nostro organismo.

In altri casi la luce può essere utilizzata per riequilibrare i ritmi circadiani.

24. Fotobiologia e ipertensione

La fotobiologia gioca un ruolo decisivo nel trattamento dell'ipertensione poiché grazie alla tecnica del laser endovena a bassa potenza si va ad agire sui 2 meccanismi alla base dell'ipertensione: lo stress ossidativo e la disfunzione endoteliale.

25. Laser endovena a bassa potenza

Si tratta di un dispositivo medico certificato che viene usato da decenni in tutto il mondo utile per le problematiche cardiovascolari e metaboliche. Va usato, indispensabilmente, insieme agli altri tre pilastri del Metodo IpertensioneOK per avere risultati efficaci e duraturi nel tempo.

26. Semeiotica medica

Esiste la semeiotica medica che può essere molto utile nella diagnosi di varie carenze alimentari. In questo modo, osservando un paziente, il medico può comprendere se ci sono delle carenze nutrizionali da affrontare.

27. L'HRV

Si tratta di un esame medico da utilizzare sia nella diagnosi sia nella prevenzione delle malattie poiché ci indica lo stato di salute del cuore e del sistema nervoso autonomo.

28. Pressione alta di notte

La pressione alta durante le ore notturne può anche essere dovuta al fenomeno del russamento e delle apnee notturne, perciò diventa indispensabile comprendere le vere cause della pressione alta di ogni paziente. In questo caso un errore di valutazione potrebbe indurre il medico a prescrivere una terapia antipertensiva farmacologica per anni o per tutta la vita, invece di agire sulle apnee notturne che causano realmente la pressione alta. L'esame dirimente in questi casi è la polisonnografia.

29. Curarsi con un'equipe di Professionisti

Con una visione completa da parte di un Team di specialisti si riesce ad analizzare nella sua interezza un paziente iperteso. Da questa visione nasce, come naturale conseguenza, un trattamento di più ampio respiro, perché ogni figura specialistica metterà il suo impegno e il suo lavoro per raggiungere l'obiettivo di ridurre i valori pressori.

30. Curarsi correttamente e in maniera personalizzata

Affidarsi unicamente ai farmaci antipertensivi non è corretto. Le linee guida internazionali indicano ad esempio che correggere lo stile di vita è la priorità numero 1. Correggere i fattori psico-sociali è altrettanto importante. Quindi <u>non più una cura farmacologica e stop, ma è necessario un trattamento a 360° e soprattutto personalizzato</u>.

30. Nasce il Metodo IpertensioneOK

È stato creato il Metodo IpertensioneOK con una Mission: Aiutare le persone a togliersi il peso dell'ipertensione.

La nostra Vision è proteggere la vita di tutte le persone ipertese e migliorare costantemente i nostri standard di cure.

Non c'è miglior ricompensa di vedere quanto sono felici i nostri pazienti dopo aver restituito loro normali valori pressori e la possibilità di poter vivere una vita in serenità, senza ansia e stress

31. Come scegliere il centro medico per curare l'ipertensione?

Per seguire la nostra mission e per aiutarti a scegliere il servizio medico giusto per il trattamento dell'ipertensione, anche se non siamo noi, è stato redatto un piccolo vademecum: "le 10 cose da sapere prima di scegliere chi curerà la tua ipertensione".

Potrai leggerlo, registrandoti gratuitamente al sito www.ipertensioneok.com/libro

32. Il tuo aiuto al libro

Se questo libro è riuscito in qualche punto a sbalordirti e se ti ha fornito delle informazioni che finora non hai mai ricevuto, ti chiedo di darmi una mano a diffonderlo.

Tu pensi che le idee e le parole che possono fare la differenza per la vita delle persone meritino la massima diffusione?

Ecco alcune piccole azioni, per noi assai preziose, che potresti compiere:

✓ <u>lasciare una recensione</u> a 5 stelle su Amazon. Se hai un kindle, lo puoi fare anche ora scorrendo le pagine di questo libro fino al termine oppure online sul sito di Amazon. Leggiamo tutte le recensioni, facci sapere cosa ti ha colpito e cosa ha lasciato il segno.

✓ <u>Fai una foto al libro</u> e mettila sui tuoi canali social, scrivendoci perché questo libro ti è piaciuto. Tagga anche il mio account, ti verrò a leggere e a ringraziarti personalmente.

✓ <u>Scrivi un articolo</u> o una recensione sul tuo blog, canale YouTube o sugli altri social. Quando lo fai, inviaci una mail per segnalarcelo, faremo un link sui nostri canali social.

✓ <u>Regala il libro</u> a una persona ipertesa che pensi ne abbia bisogno. A volte un libro riesce ad aprire gli occhi molto più di mille parole.

Ora prenditi cura di Te

Francesco Raggi

BIBLIOGRAFIA ESSENZIALE

*Mancia G, Fagard R, Narkiewicz K, Redon J, Zanchetti A, Böhm M,
Christiaens T, Cifkova R, De Backer G, Dominiczak A, Galderisi M,
Grobbee DE, Jaarsma T, Kirchhof P, Kjeldsen SE, Laurent S, Manolis
AJ, Nilsson PM, Ruilope LM, Schmieder RE, Sirnes PA, Sleight P,
Viigimaa M, Waeber B, Zannad F; Task Force for
the Management of Arterial Hypertension of the European Society of
Hypertension and the European Society of Cardiology.
2013 ESH/ESC Practice Guidelines for the Management of Arterial
Hypertension. Blood Press. 2014 Feb;23(1):3-16. doi:
10.3109/08037051.2014.868629. Epub 2013 Dec 20*

*Chiang CE, Wang TD, Ueng KC, Lin TH, Yeh HI, Chen CY, Wu YJ, Tsai
WC, Chao TH, Chen CH, Chu PH, Chao CL, Liu PY, Sung SH, Cheng
HM, Wang KL, Li YH, Chiang FT, Chen JH, Chen WJ, Yeh SJ, Lin SJ.
2015 guidelines of the Taiwan Society of Cardiology and
the Taiwan Hypertension Society for themanagement of hypertension. J
Chin Med Assoc. 2015 Jan;78(1):1-47. doi:
10.1016/j.jcma.2014.11.005. Epub 2014 Dec 26.*

*Lazarou J1, Pomeranz BH, Corey PN. Incidence of adverse drug
reactions in hospitalized patients: a meta-analysis of prospective
studies.JAMA.1998 Apr 15;279(15):1200-5.*

*T Nwankwo, S Sug, V Burt, Q Gu. Hypertension Among Adults in the
United States: National Health and Nutrition Examination Survey,
2011–2012. CDC.*

R Lozano, M Naghavi, S Lim, K Shibuya and more. Global and regional mortality from 235 causes of death for 20 age groups in 1990 and 2010: a systematic analysis for the Global Burden of Disease Study 2010. The Lancet. Volume 380, No. 9859, p2095–2128, 15 December 2012.

C P Donnison. Blood pressure in the african native. The Lancet Volume 213, No. 5497, p6–7, 5 January 1929.

M R Law, J K Morris, N J Wald. Use of blood pressure lowering drugs in the prevention of cardiovascular disease: meta-analysis of 147 randomised trials in the context of expectations from prospective epidemiological studies. BMJ. 2009 May 19;338:b1665.

A S Go, M A Bauman, S M Coleman King, G C Fonarow, W Lawrence, K A Williams, E Sanchez. An effective approach to high blood pressure control: a science advisory from the American Heart Association, the American College of Cardiology, and the Centers for Disease Control and Prevention. J Am Coll Cardiol. 2014 Apr 1;63(12):1230-8.

Cholesterol Treatment Trialists (CTT) Collaborators, B Mihaylova, J Emberson, L Blackwell, A Keech, J Simes, E H Barnes M Voysey, A Gray, R Collins, C Baigent. The effects of lowering LDL cholesterol with statin therapy in people at low risk of vascular disease: meta-analysis of individual data from 27 randomised trials. Lancet. 2012 Aug 11;380(9841):581-90.

M A Hyman. The ecology of eating: the power of the fork. Altern Ther Health Med. 2009 Jul-Aug;15(4):14-5.

M A Hyman. The failure of risk factor treatment for primary prevention of chronic disease. Altern Ther Health Med. 2010 May-Jun;16(3):60-3.

I Shai, D Erlich, A D Cohen, M Urbach, N Yosef, O Levy, D R Shahar. The effect of personal lifestyle intervention among health care providers on their patients and clinics; the Promoting Health by Self Experience (PHASE) randomized controlled intervention trial. Prev Med. 2012 Oct;55(4):285-91. doi: 10.1016/j.ypmed.2012.08.001.

E Frank, J Breyan, L Elon. Physician disclosure of healthy personal behaviors improves credibility and ability to motivate. Arch Fam Med. 2000 Mar;9(3):287-90.

M A Kadoch. The power of nutrition as medicine. Prev Med. 2012 Jul;55(1):80. doi: 10.1016/j.ypmed.2012.04.013.

L Lianov, M Johnson. Physician competencies for prescribing lifestyle medicine. JAMA. 2010 Jul 14;304(2):202-3. doi: 10.1001/jama.2010.903

M Ezzati, E Riboli. Can noncommunicable diseases be prevented? Lessons from studies of populations and individuals. Science. 2012 Sep 21;337(6101):1482-7.

S Czernichow, A Zanchetti, F Tumbull, F Barzi, T Ninomiya, A P Kengne, H J Lambers Heerspink, V Perkovic, R Huxley, H Arima, A Patel, J Chalmers, M Woodward, S Macmahon, B Neal, Blood Pressure Lowering Treatment Trialists Collaboration. The effects of blood pressure reduction and of different blood pressure-lowering regimens on major cardiovascular events according to baseline blood pressure: meta-analysis of randomized trials. J Hypertens. 2011 Jan;29(1):4-16.

Norvasc (amlodipine besylate) tablets label. Food and Drug Administration.

S Akhtar, T Ismail, M Riaz. Flaxseed - a miraculous defense against some critical maladies. Pak J Pharm Sci. 2013 Jan;26(1):199-208.

D Rodriguez-Leyva, W Weighell, A L Edel, R Lavallee, E Dibroy, R Pinneker, T G Maddaford, B Ramjiawan, M Aliani, R Guzman, G N Pierce. Potent Antihypertensive Action of Dietary Flaxseed in Hypertensive Patients. Hypertension. 2013 Dec;62(6):1081-9.

B Hudson, A Zarifeh, L Young, J E Wells. Patients' expectations of screening and preventive treatments. Ann Fam Med. 2012 Nov-Dec;10(6):495-502.

P Lytsy, R Westerling. Patient expectations on lipid-lowering drugs. Patient Educ Couns. 2007 Jul;67(1-2):143-50.

H Leaman, P R Jackson. What benefit do patients expect from adding second and third antihypertensive drugs? Br J Clin Pharmacol. 2002 Jan;53(1):93-9.